Balansgång

En kokbok med låg proteinhalt

100 smakrika rätter för en proteinfattig livsstil

Åsa Bergqvist

Alla rättigheter förbehållna.
varning

Informationen är avsedd att fungera som en omfattande samling av strategier som författaren till denna e-bok har forskat om. Sammanfattningar, strategier, tips och tricks är endast rekommendationer från författaren och att läsa den här e-boken garanterar inte att ens resultat exakt speglar författarens resultat. Författaren till e-boken har gjort alla rimliga ansträngningar för att tillhandahålla aktuell och korrekt information till e-bokens läsare. Författaren och dess medarbetare kommer inte att hållas ansvariga för eventuella oavsiktliga fel eller utelämnanden som kan hittas. Materialet i e-boken kan innehålla information från tredje part. Tredjepartsmaterial består av åsikter som uttrycks av deras ägare. Som sådan tar e-bokens författare inget ansvar eller ansvar för material eller åsikter från tredje part. Oavsett om det är på grund av internets utveckling eller oförutsedda förändringar i företagets policy och riktlinjer för redaktionell inlämning, kan det som anges som fakta när detta skrivs bli föråldrat eller otillämpligt senare.

E-boken är copyright © 2023 med alla rättigheter förbehållna. Det är olagligt att omdistribuera, kopiera eller skapa härledda verk från denna e-bok helt eller delvis. Inga delar av denna rapport får reproduceras eller återsändas i någon form av reproducering eller återsändning i någon form utan skriftligt uttryckligt och undertecknat tillstånd från författaren.

INTRODUKTION..........8

FRUKOST..........10

    1. Frukost tacos..........10
    2. Grillhash..........13
    3. Oliv- och örtfrittata..........16
    4. Sparris Frittata..........18
    5. Jordgubbs-mandeltoast..........21
    6. Chokladchippannkakor..........23
    7. Choklad valnötsvåfflor..........26
    8. Lågprotein söta pannkakor..........29
    9. Banan och choklad toastie..........31
    10. Toastie med ost och pesto..........33

SNACKS & SIDOR..........35

    11. Saffransris med pistagenötter..........35
    12. Balsamico rostade morötter..........38
    13. Rostad potatis..........40
    14. Ostig squashgryta..........43
    15. Chips och Guacamole..........46
    16. Kryddig mellanmålsmix..........49
    17. Granolastänger och torkade körsbär..........52
    18. Frukt- och nötmuffins..........55
    19. Fläsk- och mandelköttbullar..........58

DESSERTER..........61

    20. Dubbla pumpa Snack Bars..........61
    21. Skörd äppelkaka..........64
    22. Choklad-zucchini mellanmålstårta..........67
    23. Dunking kakor med jordnötssås..........70
    24. Choklad-mandelmakron..........73

25. Turkiet köttlimpa......76
26. Choklad tranbärskakor......79
27. Santa Fe kalkonpizzor......82
28. Orange Frappé med jordgubbar......85
29. Bärsorbet......87
30. Sushi......89
31. Blåbär muffins......92
32. Sirap tårta......95
33. Affogato "glass"......98
34. Kaffe "glass"......101
35. Kaffe brownies......104
36. Äppelskivor......107
37. Pan haggerty......110
38. Påskäggmousse......113
39. Jammykex......116
40. Eton Mess......119
41. Maräng......121

SMÖRÖCKER & BURGARE......124

42. Svampsmörgås......124
43. Grillade svampburgare......127
44. Oliv-gräddostsmörgåsar......129
45. Laxsmörgåsar med Wasabi......131
46. Ostig kycklingsmörgås......133
47. Turkiet Panini med avokado......135
48. Grillade skinksmörgåsar......138
49. Citron Aioli Tonfisk Burger......140
50. Barbecue Pulled Pork......143

.S UPP & SALADER......146

51. Kyld sommarsoppa......146

52. Tomatsoppa avokado...............149
53. Butternut Squash Soppa...............152
54. Afrikansk jordnötssoppa...............155
55. Linssoppa...............158
56. Italiensk gröna och bönsoppa...............161
57. Ostfri Biff Löksoppa...............164
58. Broccoli-pekannötssallad...............167
59. Tortellini pastasallad...............169
60. Korn- och bönsallad...............171
61. Spenatsallad med avokado...............174
62. Fransk linssallad...............176
63. Äggsalladsfat...............179
64. Klassisk grekisk räksallad...............182
65. Festlig kalkonsallad...............185
66. Currykorn och räkorsallad...............188
67. Penne à la Norma...............191
68. GAZPACHO...............194
69. BRAISERAD RÖDKÅL...............196
70. FRANSK LÖKSOPPA...............199

FJÄDERFÄN...............202

71. Kyckling med avokado-apelsinsalsa...............202
72. Kyckling och grönsaksstekt...............205
73. Apelsin kyckling och broccoli...............208
74. Szechuan kyckling och ris...............211
75. Kyckling med päron och valnötter...............214
76. Mexikansk kyckling med pumpafrön...............217
77. Bakad citronkyckling...............220
78. Kyckling parmesan...............223
79. Fylld kycklingrullad...............225
80. Snygg kalkon chili...............228

FISK & SKJUD **231**

    81. Lax med snöärtor 231

    82. Zucchini-fylld sula 234

    83. Rostad flundra med kronärtskockor 237

    84. Helstekt torsk med fänkål 240

    85. Ångad tilapia med pesto 243

    86. Vitlöksräkor 246

    87. Pilgrimsmusslor i jamaicansk stil 249

    88. Citronlinguine med pilgrimsmusslor 252

VEGETARIAN **255**

    89. Tofu Wokning 255

    90. Kokos curried tofu 258

    91. Lins- och blomkålscurry 261

    92. Vegetarisk Picadillo med cashewnötter 264

    93. Soba nudlar med jordnötssås 267

    94. Fusilli med svamp och mangold 270

    95. Fyllda paprika i mexikansk stil 273

    96. Gnocchi gryta 276

ÄTA **279**

    97. Filet mignon med senap 279

    98. Grekisk auberginegryta 282

    99. Femkryddor pekannötsfläsk 285

    100. Grillade fläskkotletter med apelsin 288

SLUTSATS **291**

INTRODUKTION

Välkommen till "Balansgång:En kokbok med låg proteinhalt." När det gäller kostrestriktioner förstår vi utmaningarna med att upprätthålla en lågprotein livsstil samtidigt som vi ägnar oss åt läckra, mättande måltider. Den här kokboken är din följeslagare på en kulinarisk resa som bevisar att du inte behöver offra smaken för hälsan.

Oavsett om du följer en lågproteindiet på grund av medicinska skäl, personliga val eller specifika kostbehov, är vår samling av recept utformad för att hjälpa dig att njuta av ett balanserat, näringsrikt och smakrikt liv. Vi tror att att äta gott aldrig bör innebära att man kompromissar med smak eller variation. Genom dessa sidor erbjuder vi dig en skattkammare av kreativa recept som minimerar proteinhalten utan att kompromissa med nöjet att äta middag.

Våra recept omfattar den pulserande världen av frukt, grönsaker, spannmål och växtbaserade ingredienser, vilket bevisar att en lågproteindiet kan vara rik på färg, konsistens och framför allt smak. Från frukost till middag, från mellanmål till speciella tillfällen, vi har dig täckt med idéer och rätter som inte bara är näringsrika utan också ett nöje att njuta av.

FRUKOST

1. **Frukost tacos**

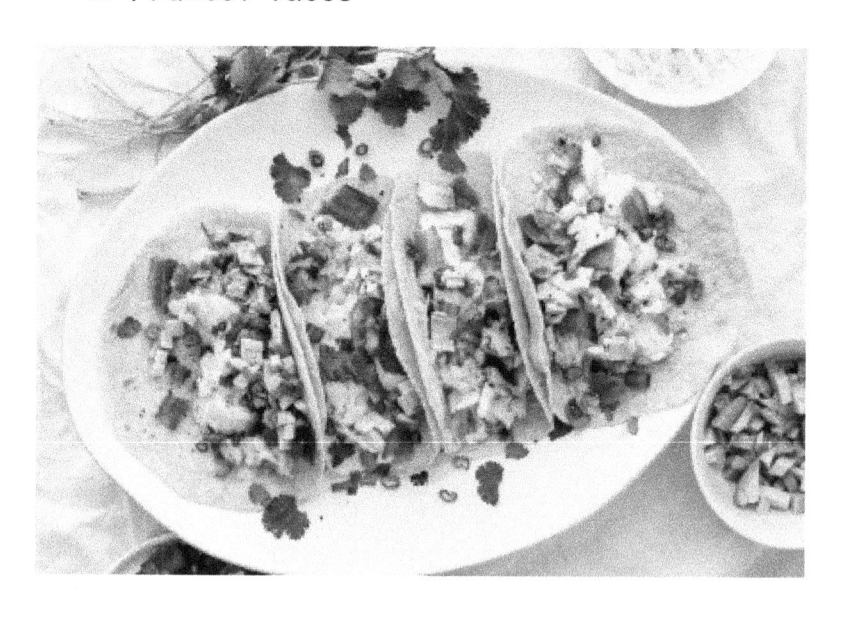

INGREDIENSER

- 1 tsk malen spiskummin
- 1 (15-ounce) burk utan salttillsatta rosa bönor
- 4 salladslökar, skivade
- 1 liten röd paprika, skuren i tunna strimlor
- ½ kopp kycklingbuljong med reducerad natriumhalt
- 2 vitlöksklyftor, hackade
- 4 ägg
- 4 matskedar fettfri yoghurt
- 4 matskedar salsa
- 8 (6 tum) majstortillas, rostade

a) Värm en 10-tums stekpanna med non-stick på medelhög värme. Tillsätt spiskummin och koka, rör om då och då, i cirka 30 sekunder, eller tills det doftar. Tillsätt bönorna, salladslöken, paprikan, buljongen och vitlöken. Koka upp och sänk sedan värmen så att blandningen puttrar. Koka i 8 minuter
.

b) Använd baksidan av skeden för att göra fyra fördjupningar i bönorna. bryt varje ägg i en vaniljsåsbägare och häll i varje fördjupning. Täck över och koka i ca 8 minuter .

c) Häll upp varje portion av äggtoppad bönblandning på en tallrik. Strö oliverna över och runt bönorna. Toppa varje servering med 1 msk av yoghurten och 1 msk av salsan.

2. Grillhash

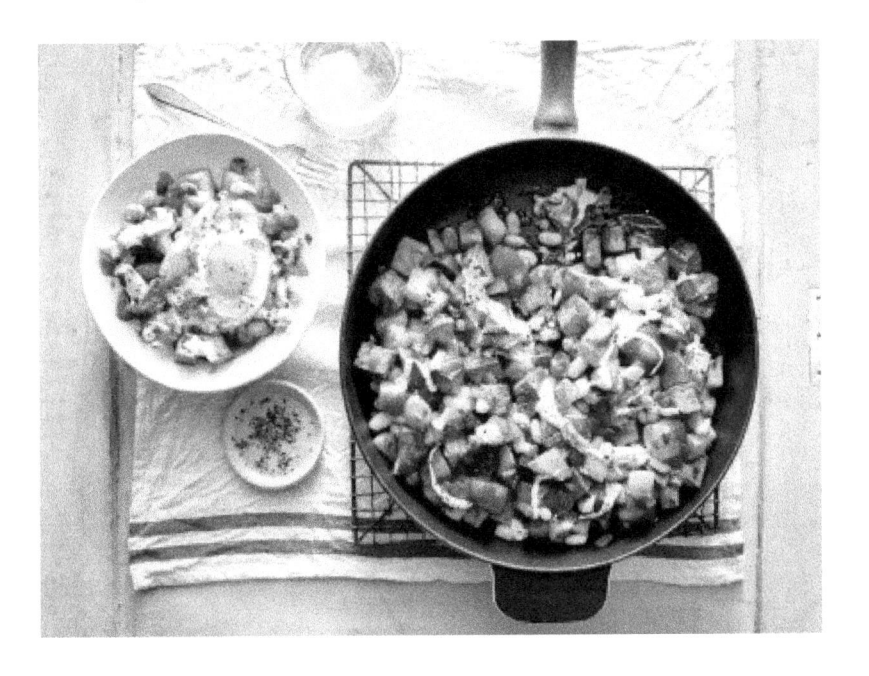

INGREDIENSER

- 3 sötpotatisar, skalade och hackade
- 1 (8-ounce) paket tempeh, hackad
- 1 lök, finhackad
- 1 röd paprika, finhackad
- 1 msk grillsås i butik
- 1 tsk Cajun-krydda
- ¼ kopp hackad färsk persilja
- 4 ägg Pepparsås (valfritt)

a) Värm 3 matskedar av oljan i en stor nonstick-panna på medelhög värme. Tillsätt sötpotatisen och tempeh och koka, rör om då och då, i 5 minuter, eller tills blandningen börjar få färg. Sänk värmen till medium.

b) Tillsätt löken och paprikan och låt koka i 12 minuter längre, rör om oftare i slutet av tillagningstiden, tills tempen är brynt och potatisen är mjuk.

c) Tillsätt barbecuesås, Cajun-krydda och persilja. Blanda ihop och dela sedan mellan 4 serveringsfat.

d) Torka av stekpannan med en pappershandduk. Sänk värmen till medel-låg och tillsätt den återstående 1 msk olja. Bryt äggen i stekpannan och koka till önskad form.

e) Skjut ett ägg ovanpå varje portion av hashen och servera på en gång. Passera pepparsås, om så önskas, vid bordet.

3. Oliv- och örtfrittata

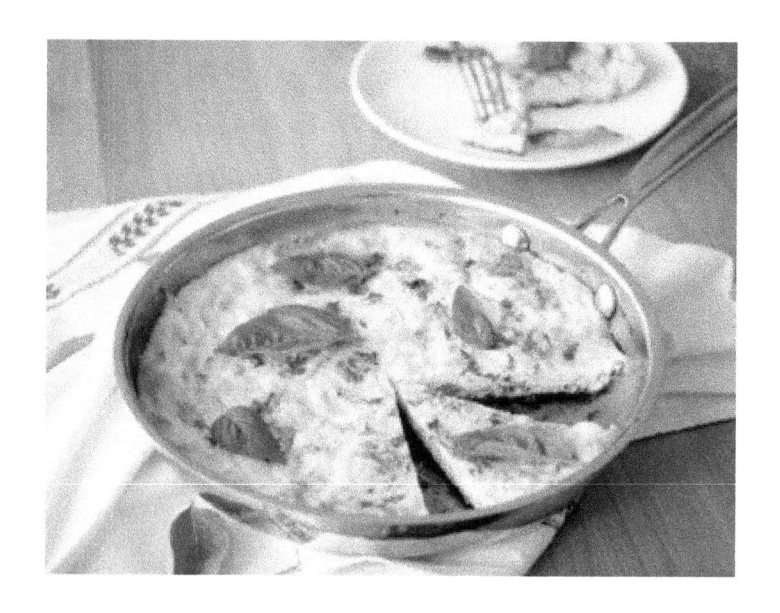

INGREDIENSER

- 1 tsk olivolja, gärna extra virgin
- 3/4 kopp hackad röd paprika
- 3/4 kopp hackad grön paprika
- 3/4 kopp (3 uns) strimlad Monterey Jack-ost med reducerad fetthalt
- 2 msk hackad färsk basilika
- 5 ägg + 2 äggvitor, lätt vispade
- ¼ tsk salt Malen svartpeppar

a) Värm ugnen till 375°F. Bestryk en 9-tums ugnssäker stekpanna med vegetabilisk oljespray. Placera över medelhög värme. Tillsätt oljan. Värm i 30 sekunder. Tillsätt paprikan. Koka, rör om då och då, i cirka 5 minuter, eller tills de är mjuka. Strö över ost och basilika i pannan. Tillsätt ägg, äggvita, oliver, salt och peppar.

b) Grädda i cirka 30 minuter, eller tills äggen stelnat. Lätt stå för att svalna något. Skär i klyftor.

4. **Sparris Frittata**

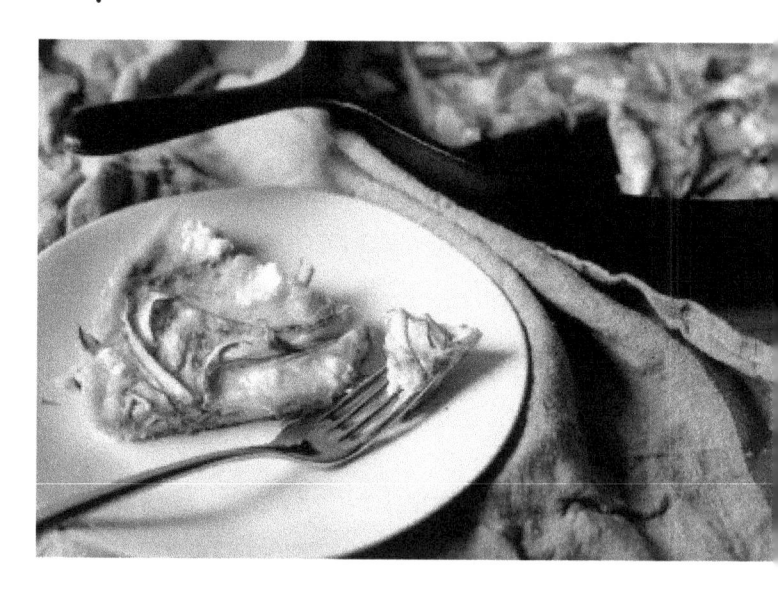

INGREDIENSER

- ½ pund sparris, skuren i 1-tums bitar
- ¼ lök, finhackad
- 4 ägg
- 2 äggvitor
- 2 matskedar kallt vatten
- 2 tsk nyrivet apelsinskal
- ¼ tesked salt Nymalen svartpeppar

a) Värm ugnen till 350°F. Värm en 10-tums ugnssäker stekpanna på medelhög värme i 1 minut. Tillsätt oljan och värm i 30 sekunder. Tillsätt sparrisen och löken. Koka, rör om, i cirka 2 minuter, eller tills sparrisen är ljusgrön.

b) Vispa under tiden ägg, äggvita, vatten, apelsinskal och salt. Häll i pannan och koka i 2 minuter, eller tills den börjar stelna på botten. Använd en silikonspatel för att lyfta upp de fasta kanterna och låt den okokta blandningen rinna under. Krydda väl med pepparn.

c) För över till ugnen och grädda i 6 minuter. Använd spateln för att lyfta kanten på äggblandningen och tippa pannan så att eventuellt okokt ägg och olja kan rinna under. Grädda i ca 6 minuter längre, eller tills de är puffade och gyllene.

5. Jordgubbs-mandeltoast

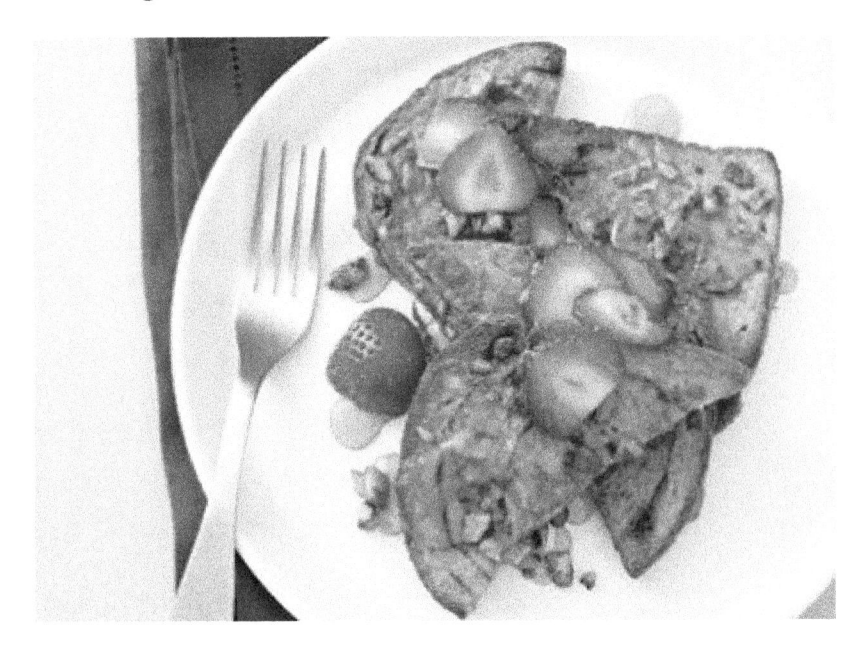

INGREDIENSER

- 1 ägg
- ¼ kopp fettfri mjölk
- ¼ tesked mald kanel
- 1 skiva fullkornsbröd
- 1 tsk transfritt margarin
- ½ kopp skivade jordgubbar

a) Vispa ägget i en grund skål med mjölk och kanel. Doppa båda sidorna av brödet i äggblandningen.

b) Smält margarinet i en nonstick-panna på medelvärme. Koka brödet i cirka 2 till 3 minuter per sida, eller tills det är gyllene. Skär på mitten diagonalt. Lägg hälften på en tallrik. Toppa med hälften av jordgubbarna och mandeln.

c) Täck med den andra rostade halvan och resterande jordgubbar och mandel.

6. Chokladchippannkakor

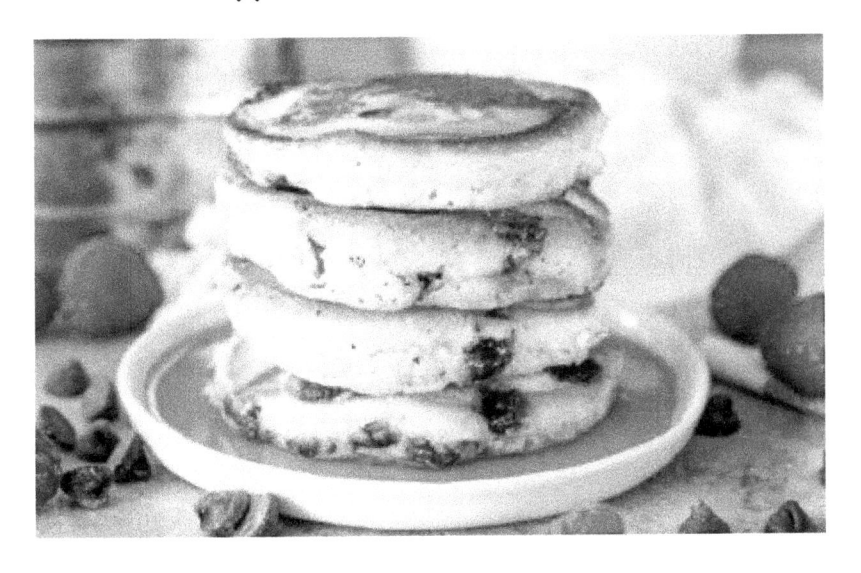

INGREDIENSER

- 2/3 kopp fullkornsmjöl
- 2/3 kopp oblekt universalmjöl
- 1/3 kopp majsmjöl
- 1 msk bakpulver
- ½ tesked bakpulver
- 2 koppar fettfri vaniljyoghurt
- 3/4 kopp fettfri äggersättning
- 2 msk rapsolja
- 3/4 kopp icke-mejerihaltig vispad topping

a) Kombinera mjöl, majsmjöl, bakpulver och bakpulver i en stor skål. Rör ner yoghurt, äggersättning, chokladchips och olja.

b) Belägg en stor nonstick-panna med matlagningsspray och värm på medelvärme.

c) För varje pannkaka, häll 2 matskedar av smeten i pannan. Koka pannkakor i 2 minuter, eller tills det kommer bubblor på ytan och kanterna stelnat. Vänd och låt koka tills de fått lite färg, cirka 2 minuter längre. Upprepa med resterande smet.

d) Toppa varje pannkaka med 1 tsk vispad topping.

7. Choklad valnötsvåfflor

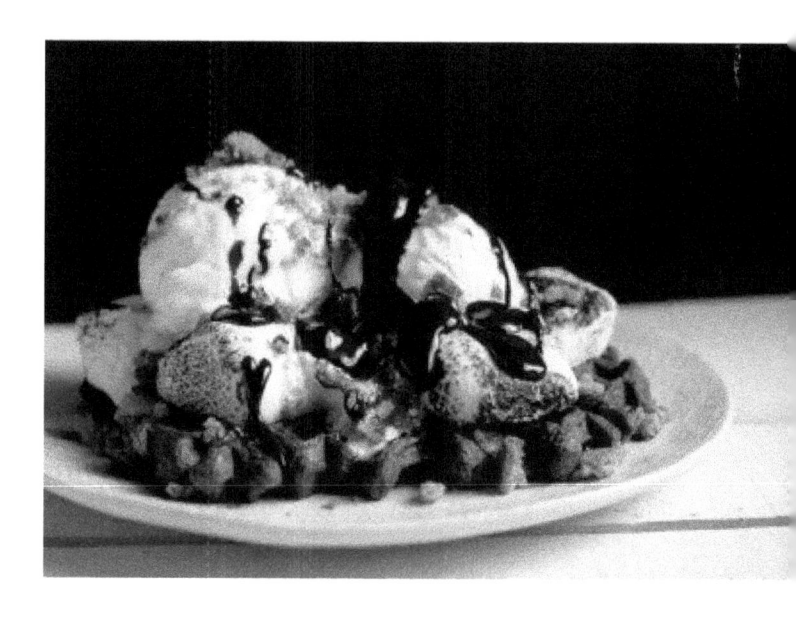

INGREDIENSER

- 1½ dl fullkornsbakelsemjöl
- ½ kopp osötat kakaopulver
- 2 teskedar bakpulver
- ¼ tesked bakpulver
- 1 kopp 1% mjölk
- ½ kopp packat farinsocker
- 2 tsk espressopulver
- 3 matskedar lätt olivolja
- 3 äggvitor
- 1/8 tsk salt
- 3 matskedar lönnsirap

a) Vispa ihop mjöl, kakaopulver, bakpulver och bakpulver i en stor skål tills det blandas. Gör en brunn i mitten av mjölblandningen och tillsätt mjölk, socker, espressopulver och olja. Vispa ihop ingredienserna tills de är blandade.

b) Förvärm ett våffeljärn i 4 minuter, eller enligt tillverkarens instruktioner. Vik ner vitorna i chokladsmeten i 3 tillsatser, vik bara tills blandningen är blandad.

c) Bestryk de uppvärmda våffelgallren med matlagningsspray precis före användning. Tillsätt tillräckligt med smet för att nästan täcka våffelgallerna (2/3 kopp) och koka i 3 till 4 minuter.

8. Lågprotein söta pannkakor

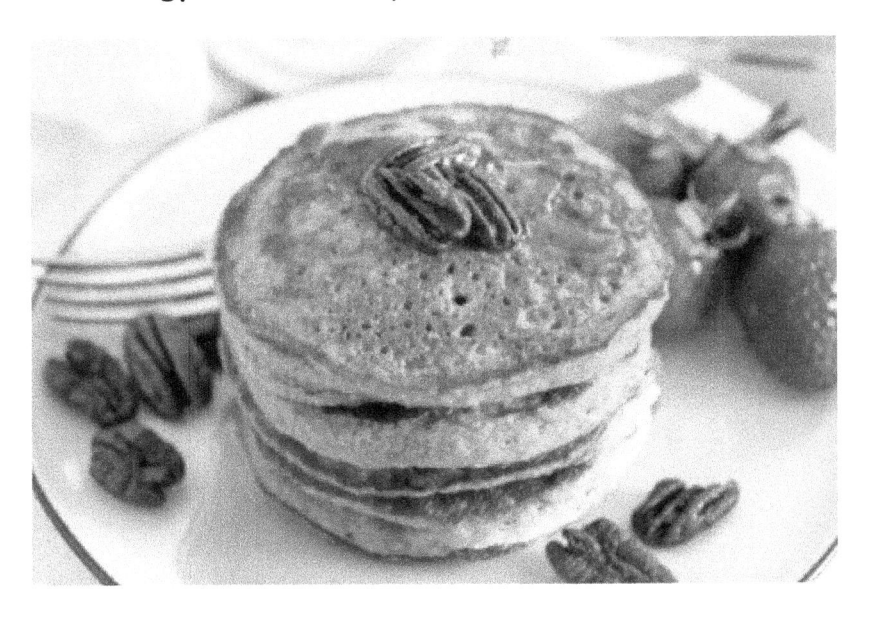

INGREDIENSER

- 1 Sötpotatis
- 2 tsk olja
- ¼ tsk salt
- ¼ tsk peppar
- ½ tsk blandade örter

a) Värm ugnen till 200 ° C/fläkt 180 ° C/gasmark 6.

b) Skär sötpotatisen i klyftor.

c) I en skål, släng klyftorna med resten av ingredienserna.

d) Grädda på en plåt i 15-20 minuter eller tills de är gyllene.

9. **Banan och choklad toastie**

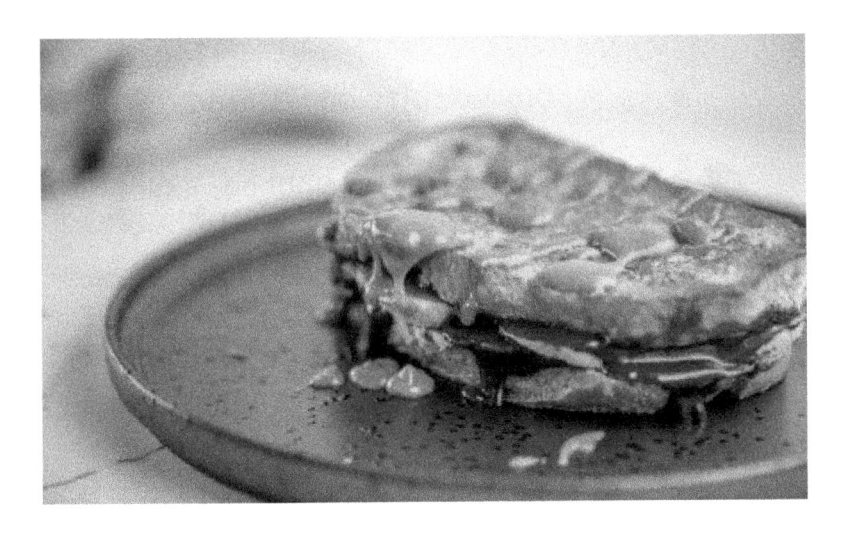

INGREDIENSER

- 1 banan, mosad
- ½ x 25 g Vitabite bar, skivad
- 2 x skivor Lågproteinbröd, skuret till 1 cm tjocklek

a) Förvärm din toastiemaskin eller paninipress enligt tillverkarens instruktioner.

b) Tillsätt bananen i brödet och toppa med Vitabite.

c) Lägg den andra brödskivan ovanpå och lägg i toastmaskinen eller paninipressen.

d) Rosta i 2 minuter eller tills de är gyllene.

10. Toastie med ost och pesto

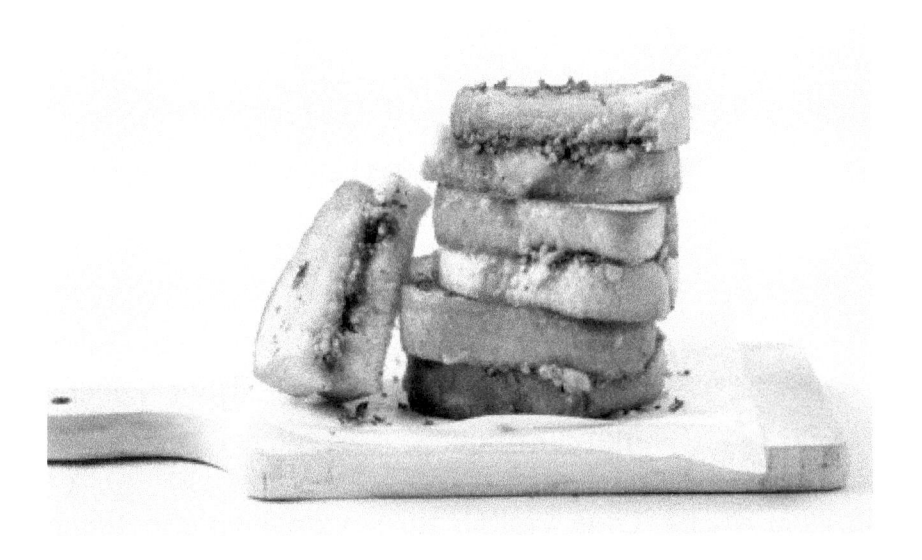

INGREDIENSER

- 50g Violife original, riven
- 1 msk lågproteinpesto
- 2 x skivor Lågproteinbröd, skuret till 1 cm tjocklek

a) Förvärm din toastiemaskin eller paninipress enligt tillverkarens instruktioner.

b) Lägg Violife till 1 brödskiva och toppa med peston.

c) Lägg den andra brödskivan ovanpå och lägg i toastmaskinen eller paninipressen.

d) Rosta i 2 minuter eller tills de är gyllene

SNACKS & SIDOR

11. Saffransris med pistagenötter

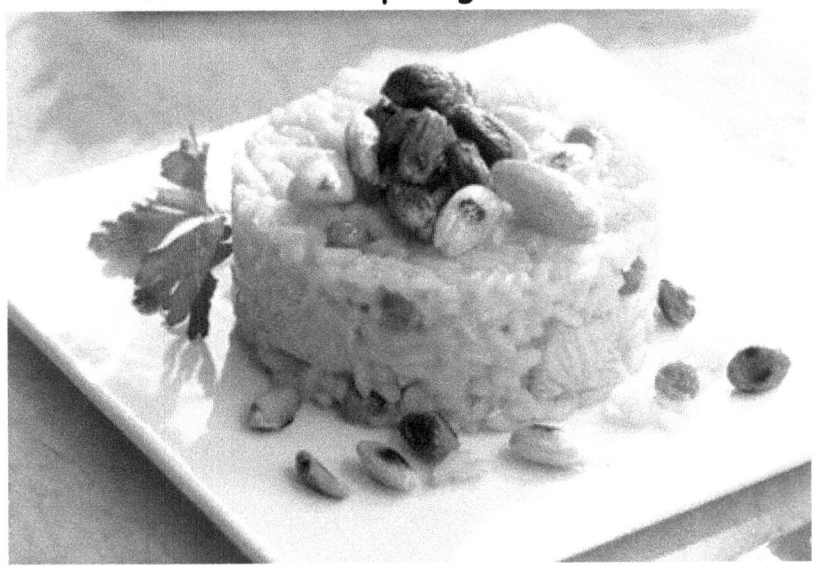

INGREDIENSER

- ½ tsk saffranstrådar
- 1 matsked + 2¼ dl vatten
- 1 tsk olivolja
- ½ tsk salt
- 1½ koppar snabbbrunt ris

a) Blötlägg saffran i 1 matsked av vattnet i en liten skål i 20 minuter. Använd baksidan av en sked för att mosa trådarna.

b) Rosta pistagenötterna i en stor stekpanna på medelhög värme, rör om ofta, i 3 till 4 minuter, eller tills de är lätt bruna och doftande. Häll upp på en tallrik och låt svalna.

c) Koka upp oljan, saltet och återstående $2\frac{1}{4}$ koppar vatten på medelhög värme. Sänk värmen till låg, tillsätt riset och saffransblandningen och koka under lock i 5 minuter. Stäng av värmen och låt riset stå i 5 minuter.

d) Fluffa riset med en gaffel och rör ner pistagenötterna.

12. **Balsamico rostade morötter**

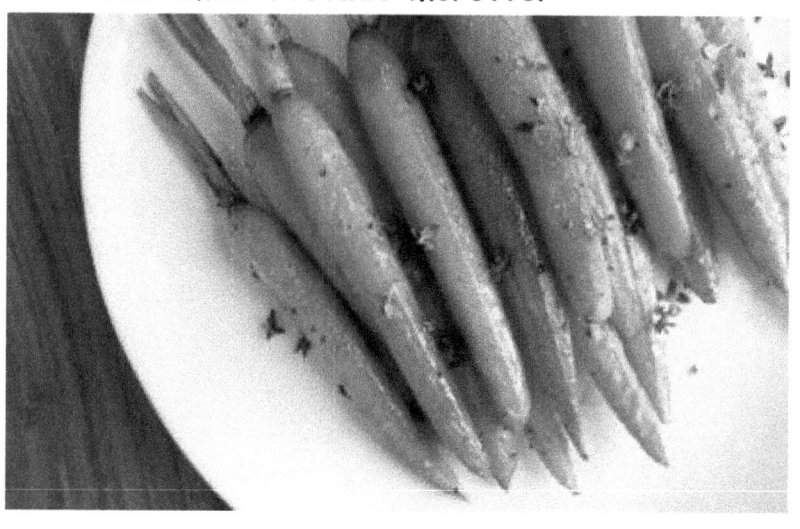

INGREDIENSER

- 8 medelstora morötter, i fjärdedelar på längden
- 1 msk balsamvinäger
- ½ tsk salt
- ¼ tesked nymalen svartpeppar

a) Värm ugnen till 450°F.

b) Kombinera morötter, 1 msk olja, vinäger, salt och peppar i en stekpanna.

c) Kasta två lager. Rosta i 20 till 25 minuter, rör om då och då, tills den är lätt karamelliserad och mjuk men fortfarande fast.

d) Ringla över den återstående matskeden olja.

13. Rostad potatis

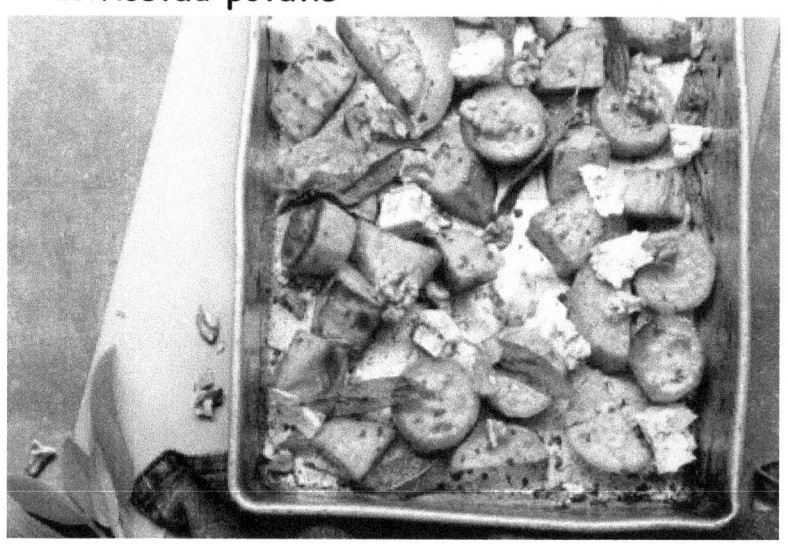

INGREDIENSER

- 1 pund tunnskallig babypotatis, halverad
- 1½ tsk olivolja
- ¼ tesked nymalen svartpeppar
- 1/8 tsk salt
- 2 uns smulad ädelost
- 2 salladslökar, tunt skivade

a) Värm ugnen till 425°F. Bestryk en 9" x 9" ugnsform med matlagningsspray eller klä med bakplåtspapper. Lägg potatisen i den förberedda skålen och blanda med olja, peppar och salt. Vänd snittsidan nedåt i pannan. Rosta i 30 till 35 minuter, eller tills de är väldigt mjuka och lätt gyllene på undersidan.

b) Lägg under tiden valnötterna i en liten bakpanna eller ugnssäker stekpanna och ställ in i ugnen för att rosta i 6 till 8 minuter. Häll upp i en skål och låt svalna. Tillsätt ädelosten och salladslöken och smula sönder med fingrarna.

c) När potatisen är klar, vänd på den och strö över valnötsblandningen. Grädda i 5 minuter längre, eller tills osten smält.

14. Ostig squashgryta

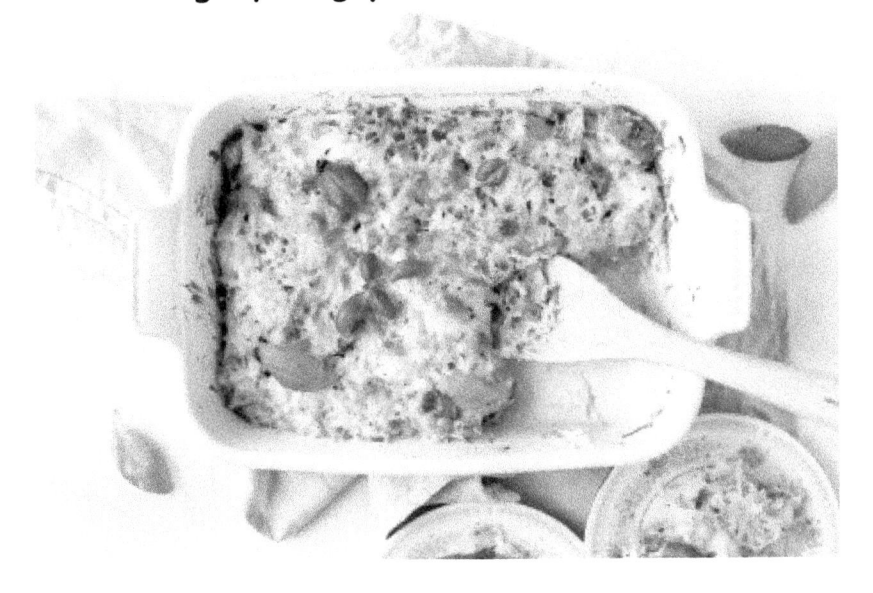

INGREDIENSER

- 1 spaghetti squash, halverad och kärnad
- 2 matskedar olivolja
- 1 liten lök, hackad
- 2 vitlöksklyftor, hackade
- 1 msk hackad färsk basilika, eller 1 tsk torkad
- 2 plommontomater, hackade
- 1 kopp 1% keso
- ½ kopp strimlad mozzarellaost med låg fetthalt
- ¼ kopp hackad färsk persilja
- ¼ tesked salt
- ¼ kopp riven
- parmesanost
- 3 matskedar fullkornsbrödsmulor

a) Lägg squashen med den skurna sidan nedåt på den förberedda bakplåten. Grädda i 30 minuter, eller tills de är mjuka. Skrapa squashtrådarna i en stor skål med en gaffel.

b) Värm under tiden oljan i en medelstor stekpanna på medelvärme. Tillsätt lök, vitlök och basilika och koka i 4 minuter. Tillsätt tomaterna och koka i 3 minuter.

c) Tillsätt keso, mozzarella, persilja, salt och tomatblandningen i skålen med squashen. Kasta två lager. Lägg i den förberedda ugnsformen. Strö ut pinjenötter, parmesan och brödsmulor över toppen.

d) Grädda i 30 minuter, eller tills det är varmt och bubbligt.

15. Chips och Guacamole

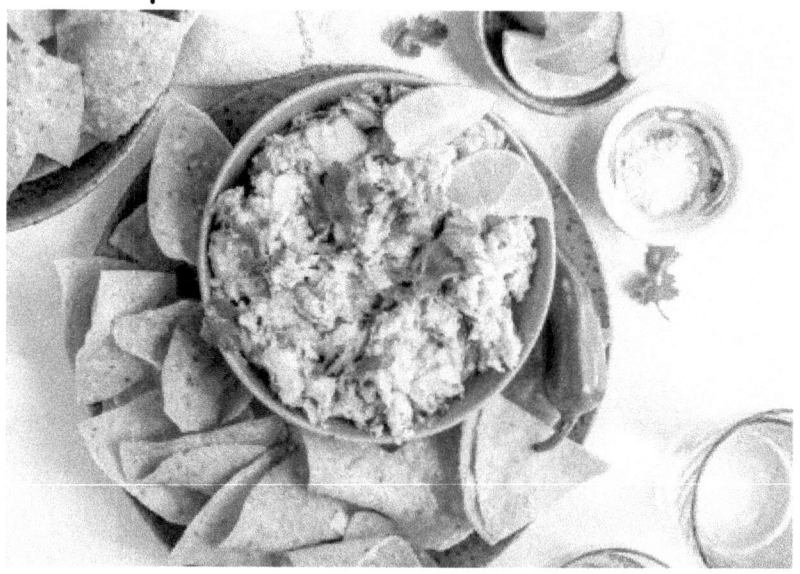

INGREDIENSER

- 1 stor tomat, hackad
- $\frac{1}{4}$ vit lök, tärnad
- $\frac{1}{4}$ kopp hackad färsk koriander
- $\frac{1}{4}$ kopp färskpressad limejuice
- 1 färsk jalapeño chilipeppar, finhackad
- $\frac{1}{4}$ tesked salt
- $\frac{1}{2}$ tsk grön eller glödhet sås, till exempel Tabasco
- 8 fullkornstortillas (8 tum i diameter) Vegetabilisk oljespray Chilipulver

a) Lägg avokado, tomat, lök, koriander, limejuice, peppar, salt och varm sås (om du använder) i en medelstor skål. Rör om tills det blandas.

b) Värm ugnen till 350°F. Bred ut tortillorna på en arbetsyta. Belägg lätt med vegetabilisk oljespray. Strö lätt över chilipulver. Vänd på tortillorna och upprepa med sprayen och chilipulvret.

c) Lägg tortillorna i en bunt. Skär bunten i 8 lika stora klyftor med en tandad kniv. Bred ut trianglarna på en plåt eller plåtar så att de inte rör vid varandra. Grädda i cirka 10 minuter, eller tills de är knapriga och börjar svälla.

16. Kryddig mellanmålsmix

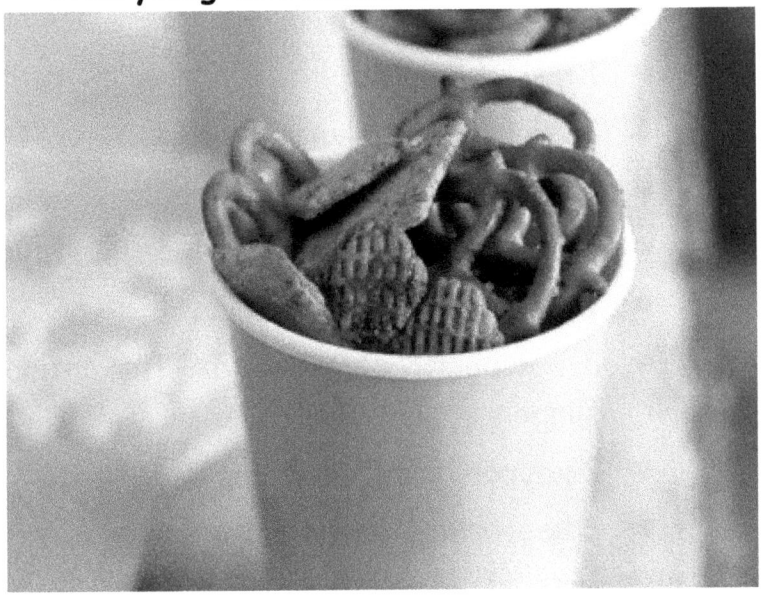

INGREDIENSER

- ½ kopp rapsolja
- 1 msk chilipulver
- 1 tsk malen spiskummin
- 1 tsk torkad oregano
- ½ tsk salt
- ¼ tesked mald röd paprika
- 3 koppar flerkorniga fyrkantiga flingor
- 2 koppar havre eller flerkornsflingor
- 2 koppar multigrain kringla pinnar

a) Kombinera olja, chilipulver, spiskummin, oregano, salt och peppar i en liten måttbägare.

b) Kombinera spannmålsrutorna, solrosfrön, havregryn och kringlor i en $3\frac{1}{2}$- till 5-quart långkokare. Ringla över oljeblandningen, rör om så att den täcks väl. Täck över och koka på låg i 2 till 3 timmar, rör om två gånger under tillagningstiden. Se till att kontrollera blandningen efter 2 timmar, eftersom långsamma koktider kan variera.

c) Ta av locket under den sista halvtimmen av tillagningen för att låta blandningen torka.

17. **Granolastänger och torkade körsbär**

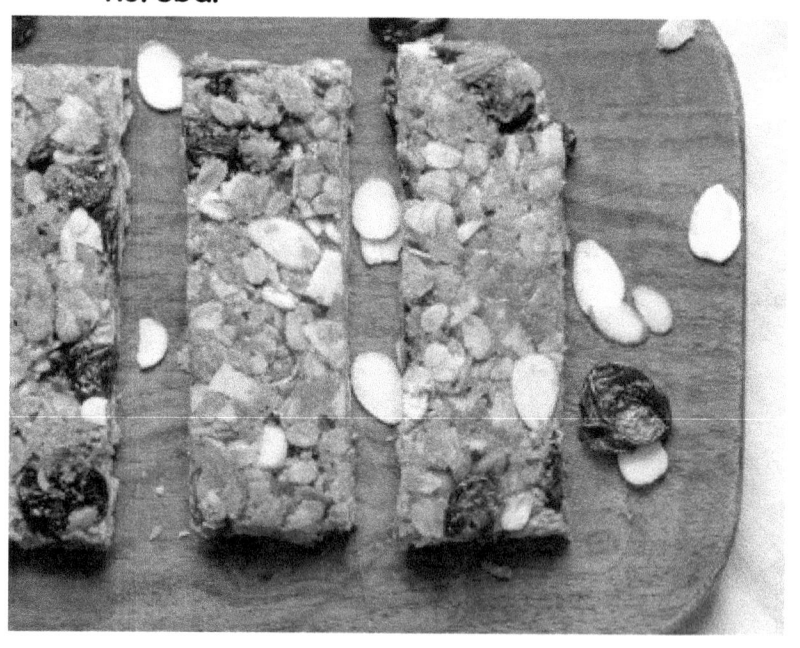

INGREDIENSER

- 1½ koppar torr vanlig havre
- 1 msk universalmjöl
- 2/3 kopp hackade torkade osötade körsbär
- 2 ägg
- 1 kopp packat ljust farinsocker
- 1 msk rapsolja
- 1 tsk mald kanel
- ¼ tesked salt
- 1 tsk vaniljextrakt

a) Lägg 1 kopp cashewnötter och ½ kopp havregryn på en stor plåt med sidor. Grädda i 10 minuter, eller tills de är rostade, rör om en gång. Avsätta.

b) Lägg mjölet och resterande 1 dl havre och ½ kopp cashewnötter i en matberedare utrustad med ett metallblad. Bearbeta tills den är slät. Överför till en medelstor skål och kombinera med körsbär och reserverade cashewnötter och havre.

c) Vispa ihop ägg, farinsocker, olja, kanel, salt och vanilj i en stor skål. Rör ner havre-cashewblandningen tills den är väl blandad. Bred ut i den förberedda pannan.

d) Grädda i 30 minuter, eller tills de är gyllenbruna.

18. Frukt- och nötmuffins

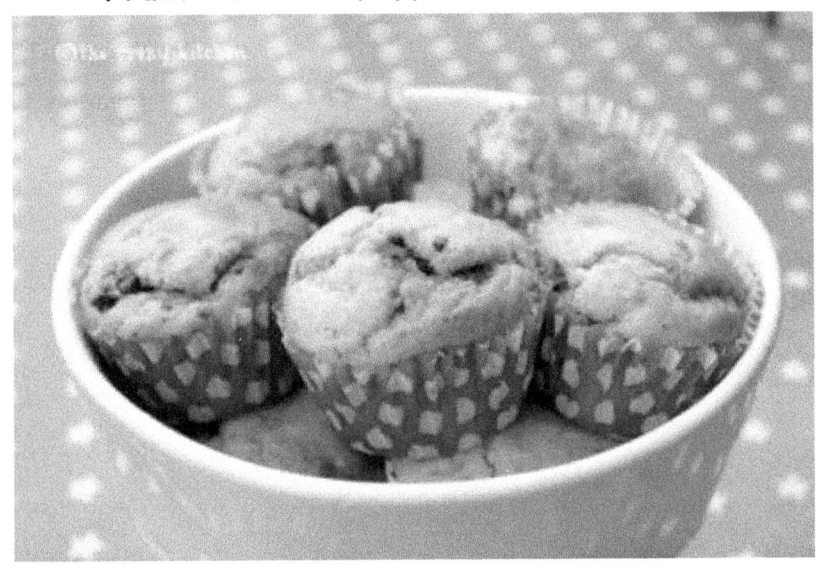

INGREDIENSER

- 1 3/4 dl fullkornsbakelsemjöl
- 1½ tsk bakpulver
- 1½ tsk mald kanel
- ½ tesked bakpulver
- ¼ tesked salt
- 1 dl fettfri vaniljyoghurt
- ½ kopp farinsocker
- 1 ägg
- 2 msk rapsolja
- 1 tsk vaniljextrakt
- ½ kopp krossad ananas i juice, avrunnen
- 1/3 kopp vinbär eller russin
- ¼ kopp rivna morötter

a) Värm ugnen till 400°F.

b) Blanda mjöl, bakpulver, kanel, bakpulver och salt i en stor skål. Kombinera yoghurt, farinsocker, ägg, olja och vanilj i en medelstor skål. Rör ner yoghurtblandningen i mjölblandningen tills den blandats. (Klumpar är okej.) Vik ner pekannötter, ananas, vinbär eller russin och morötter.

c) Fördela smeten jämnt mellan 12 muffinskoppar belagda med matlagningsspray.

d) Grädda i 20 minuter, eller tills en tandpetare i mitten av en muffins kommer ut ren.

19. Fläsk- och mandelköttbullar

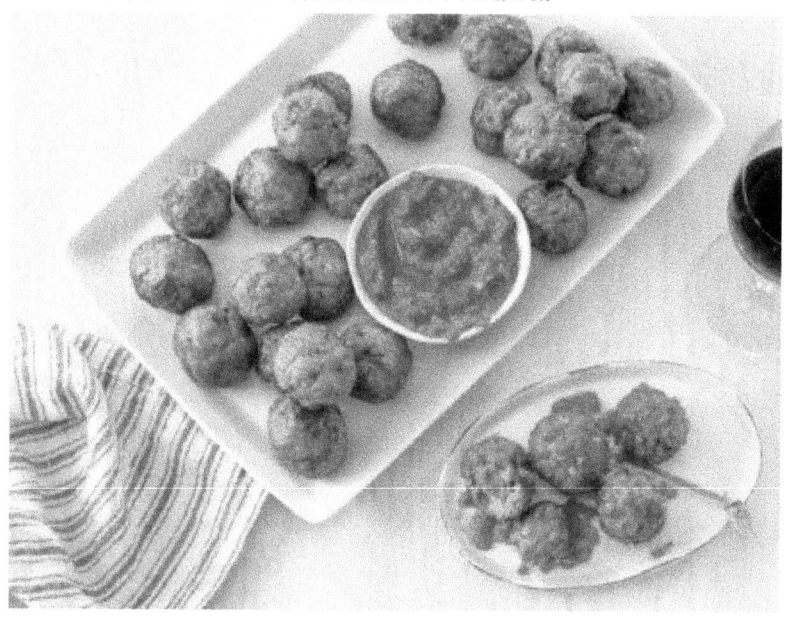

INGREDIENSER

- 1 pund fläskfilé, putsad och skuren i små bitar
- 1½ teskedar smulad torkad salvia
- 2 vitlöksklyftor, hackade
- 2 tsk rödvinsvinäger
- ¼ tesked salt
- ¼ tesked nymalen svartpeppar
Olivolja i en spritsare

a) Värm ugnen till 375°F. Klä en stor bakpanna med matlagningsspray. Avsätta.

b) Pulsera mandeln i skålen på en matberedare utrustad med ett metallblad tills den är grovt hackad. Tillsätt fläsk, salvia, vitlök, vinäger, salt och peppar. Pulsera tills den är jämn.

c) Dela blandningen i 12 lika stora delar och rulla till köttbullar. Ordna på den förberedda pannan. Spritsa lätt med oljan.

d) Grädda i ca 25 minuter, eller tills den är genomstekt.

DESSERTER

20. Dubbla pumpa Snack Bars

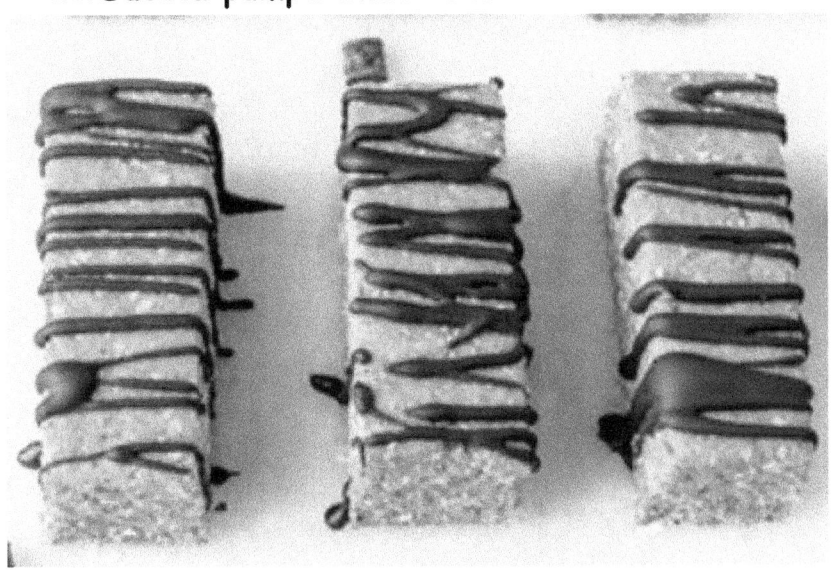

INGREDIENSER

- 1 kopp burk pumpa i fast pack
- 1 kopp strimlad morot
- ½ kopp socker
- 1/3 kopp torkade tranbär eller russin
- ¼ kopp rapsolja
- 2 stora ägg
- 1 kopp fullkornsbakelsemjöl
- 1 tsk bakpulver
- 1 tsk mald kanel
- ½ tesked bakpulver
- ¼ tesked salt

a) Mät upp 1 kopp av pumpafröna i en mixer eller matberedare och bearbeta tills de är finmalda. Avsätta. Grovhacka de återstående fröna och ställ åt sidan.

b) Kombinera pumpa, morot, socker, tranbär eller russin, olja och ägg i en stor skål och rör om tills det är väl blandat. Tillsätt mjöl, malda pumpafrön, bakpulver, kanel, bakpulver och salt. Blanda tills det blandas.

c) Häll smeten i den förberedda pannan och fördela jämnt. Strö över de reserverade hackade pumpafröna. Grädda i 22 till 25 minuter, eller tills toppen fjädrar tillbaka när den trycks lätt. Svalna helt i pannan på galler innan du skär i 12 barer.

21. Skörd äppelkaka

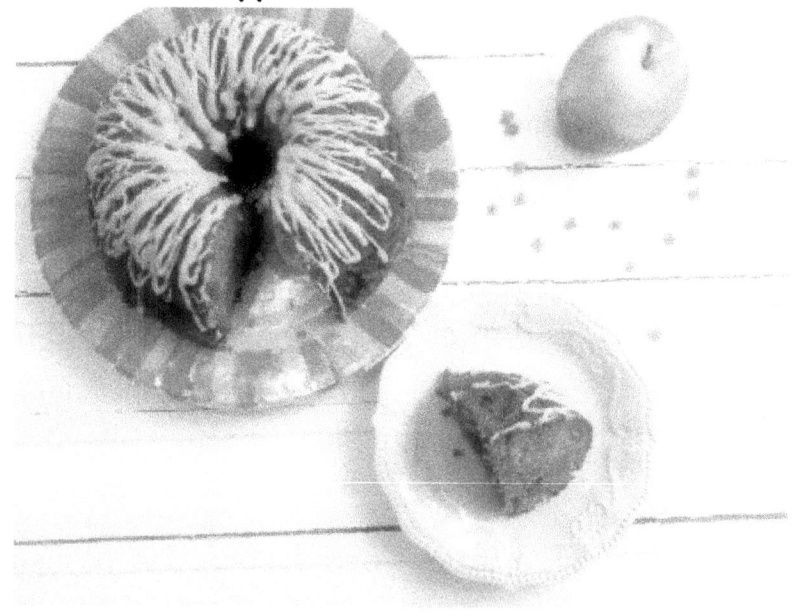

INGREDIENSER

- 2 Granny Smith-äpplen, skalade, urkärnade
- 3/4 kopp packat farinsocker
- 1½ dl fullkornsbakelsemjöl
- 1 tsk bakpulver
- 1 tsk mald kanel
- 1 tsk mald ingefära
- ½ tesked mald muskotnöt
- ½ tsk salt
- 1/3 kopp fettsnål kärnmjölk
- 1/3 kopp rapsolja
- 1 stort ägg
- 1 tsk vaniljextrakt
- ½ kopp russin

a) Blanda äpplena och farinsockret i en stor skål .

b) Kombinera mjöl, bakpulver, kanel, ingefära, muskotnöt och salt i en separat skål.

c) Blanda kärnmjölk, olja, ägg och vanilj i en liten skål tills det är blandat. Häll kärnmjölksblandningen över äppelblandningen och tillsätt pekannötter och russin. Rör om tills det blandas. Tillsätt mjölblandningen och rör tills smeten är blandad. Häll i den förberedda pannan och fördela jämnt. Grädda i 35 till 40 minuter .

d) Kyl i pannan på galler. Servera varm eller i rumstemperatur.

22. Choklad-zucchini mellanmålstårta

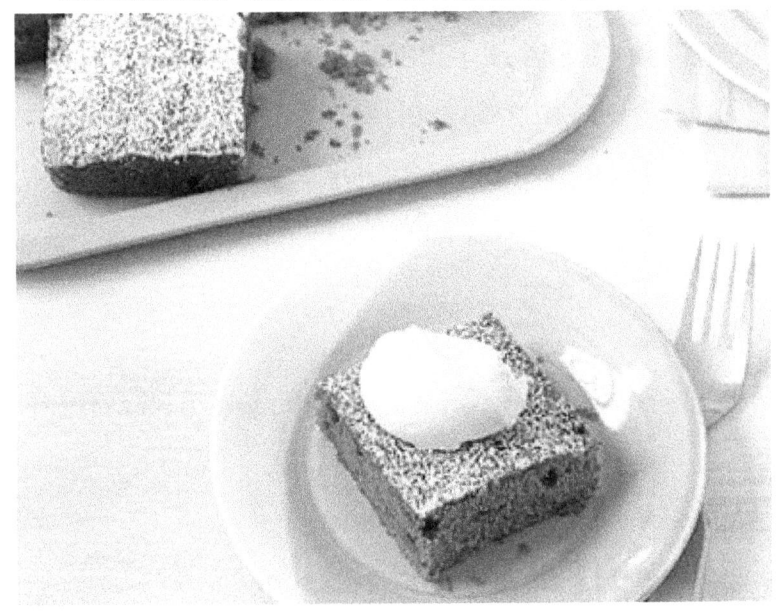

INGREDIENSER

- 1 3/4 dl fullkornsdegsmjöl
- 1½ tsk bakpulver
- ½ tesked bakpulver
- ¼ tesked salt
- 2 ägg
- ½ kopp socker
- ½ kopp vaniljyoghurt med låg fetthalt
- 1/3 kopp rapsolja
- 1 tsk vaniljextrakt
- 1½ dl strimlad zucchini

a) Blanda mjöl, bakpulver, bakpulver och salt i en stor skål.

b) Vispa ägg, socker, yoghurt, olja och vanilj i en medelstor skål. Vispa i zucchinin och 1½ dl av chipsen. Rör ner i mjölblandningen bara tills det blandas. Bred ut i den förberedda pannan och grädda i 30 minuter, eller tills den är lätt brynt och en träplock som sticks in i mitten kommer ut ren.

c) Ta ut ur ugnen och strö de återstående 1½ kopparna chips över kakan. Bred ut med en liten spatel när de smälter till en glasyr, placera tillbaka i den varma ugnen, om det behövs, i cirka 1 minut.

23. Dunking kakor med jordnötssås

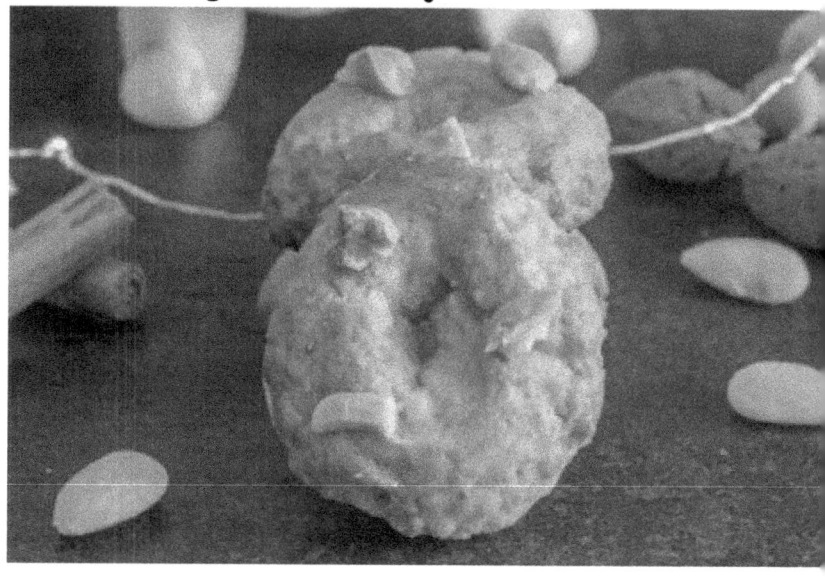

INGREDIENSER

- 2 dl fullkornsdegsmjöl
- ½ tesked bakpulver
- ¼ tesked salt
- 1 tsk mald kanel
- ½ tesked mald ingefära
- 4 msk transfritt margarin
- 2 msk rapsolja
- 1/3 kopp packat mörkt farinsocker
- 1/3 kopp + 2 msk honung
- 1 stort ägg
- ½ kopp fettfri evaporerad mjölk

a) Kombinera mjöl, bakpulver, salt, kanel och ingefära i en medelstor skål. Avsätta.

b) Grädde margarin, olja, farinsocker, 1/3 kopp honung och ägg med en stavmixer. Tillsätt de reserverade torra ingredienserna och rör om tills det blandas.

c) Häll av rundade matskedar på de förberedda bakplåtarna och grädda i 10 till 12 minuter, eller tills de är gyllene. Låt svalna på plåtarna i 5 minuter. Lägg över till ett galler för att svalna helt.

d) Gör såsen genom att värma jordnötssmör, mjölk och resterande 2 msk honung i en liten kastrull på låg värme. Rör hela tiden tills den smält och slät. Servera varm.

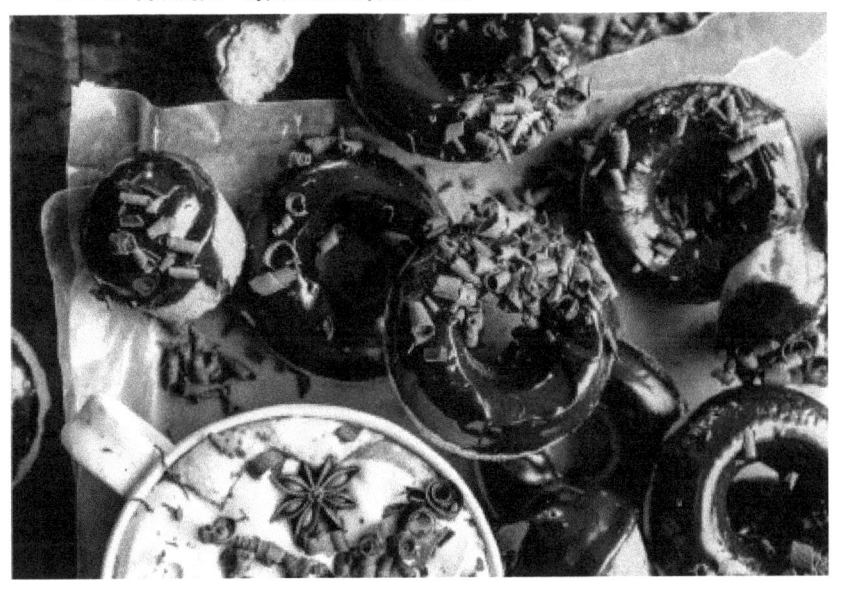

24. Choklad-mandelmakron

INGREDIENSER

- 3/4 kopp blancherad mandel
- ½ kopp socker
- 4 äggvitor
- ¼ kopp osötat kakaopulver
- 1 tsk vaniljextrakt
- ½ tesked mandelextrakt
- ¼ tesked salt
- ½ kopp helmjölk
- 2 matskedar packat farinsocker

a) Rosta mandlarna i en stor, djup stekpanna på medelvärme, rör om ofta, i cirka 3 minuter, eller tills de är gyllene. Häll i skålen på en matberedare utrustad med ett metallblad. Tillsätt 1 matsked av sockret

b) Vispa äggvitorna med en elektrisk mixer på hög hastighet tills vitan håller mjuka toppar. Vispa gradvis i resten av sockret tills vitorna håller styva toppar. Vispa i kakao, vanilj, mandelextrakt och salt. Vänd försiktigt ner mandeln.

c) Släpp blandningen med rundade matskedar på de förberedda bakplåtarna . Grädda i 27 till 30 minuter .

d) Gör såsen genom att värma choklad, mjölk och farinsocker i en liten kastrull på låg värme. Rör hela tiden tills den smält och slät. Servera varm.

25. Turkiet köttlimpa

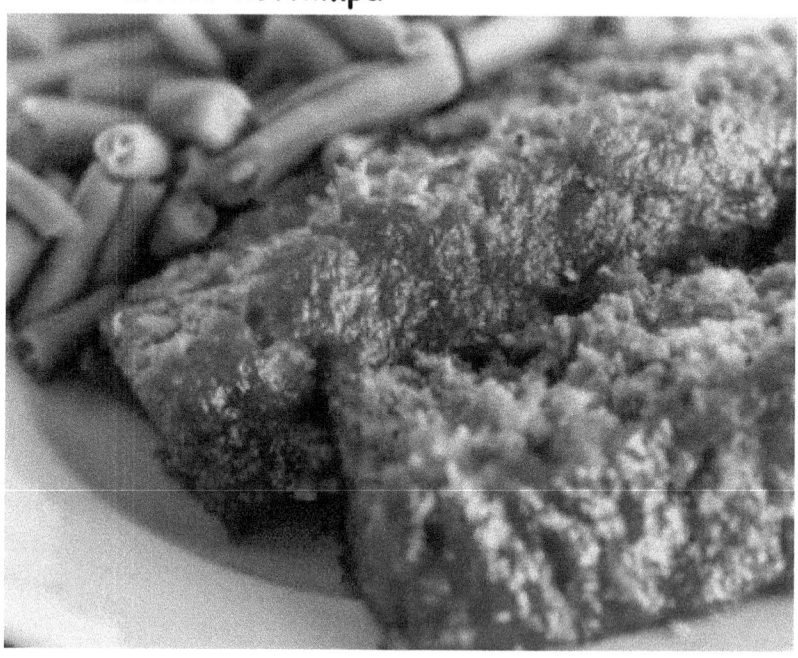

INGREDIENSER

- 2 tsk olivolja
- 1 stor morot, riven
- 4 salladslökar, tunt skivade
- 1 vitlöksklyfta, finhackad
- 2 skivor fullkornsbröd
- $\frac{1}{4}$ kopp fettfri mjölk
- 2 äggvitor, lätt vispade
- 1 pund extra magert kalkonbröst
- $\frac{1}{4}$ kopp riven parmesanost
- 1 tsk torkad salvia

a) Hetta upp oljan i en liten nonstick-panna på medelvärme. Tillsätt moroten, salladslöken och vitlöken och koka, rör om ofta, i cirka 3 minuter, eller tills de är mjuka. Ta bort från värmen.
b) Hacka under tiden valnötterna i en matberedare försedd med ett metallblad. Bryt upp brödet och lägg i valnötterna. Pulsera tills båda är malda till fina smulor. Överför till en stor skål. Med en gaffel, rör ner mjölken och äggvitan. Tillsätt kalkon, persilja, ost, salvia, salt, peppar och morotsblandningen. Blanda försiktigt bara tills det blandas.
c) Forma till en limpa i fritt format, ca 7 tum lång och $4\frac{1}{2}$ tum bred på den förberedda bakplåten. Grädda i 50 till 60 minuter

26. Choklad tranbärskakor

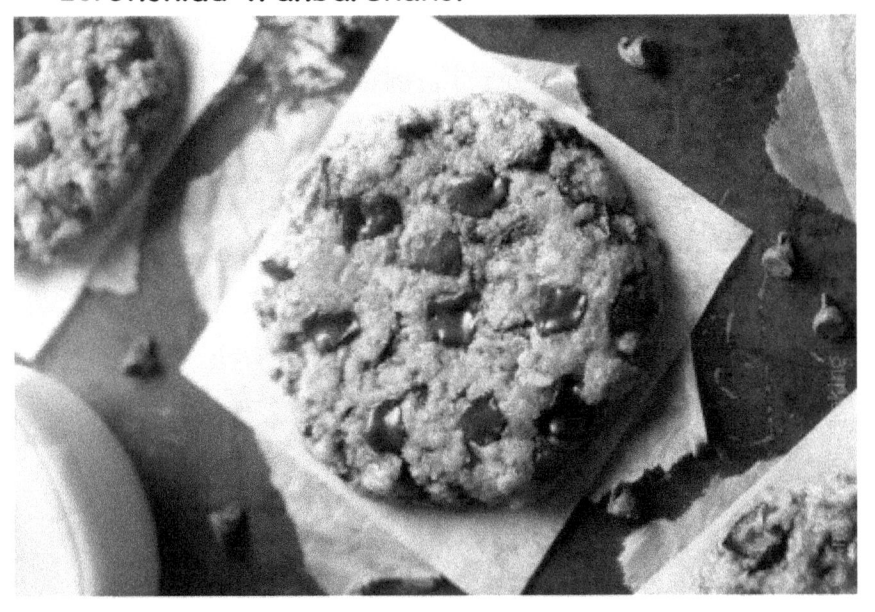

INGREDIENSER

- 2 koppar havregryn
- $\frac{1}{2}$ kopp fullkornsbakelsemjöl
- 3/4 tesked bakpulver
- $\frac{1}{2}$ tsk mald kanel
- $\frac{1}{4}$ tesked salt
- $\frac{1}{2}$ kopp farinsocker
- 1/3 kopp rapsolja
- 3 stora äggvitor
- 2 tsk vaniljextrakt
- 3/4 dl tranbär, grovt hackade
- 1 kopp halvsöt chokladchips

a) Kombinera havre, mjöl, bakpulver, kanel och salt i en stor skål. Vispa ihop farinsocker, olja, äggvita och vanilj i en separat skål. Häll sockerblandningen i mjölblandningen och rör om tills det är väl blandat. Vänd ner tranbär, valnötter och chokladchips.

b) Släpp smeten i matskedar på de förberedda bakplåtarna. Grädda kakorna i 10 minuter, eller tills de är gyllenbruna. Lägg över till ett galler för att svalna helt.

27. Santa Fe kalkonpizzor

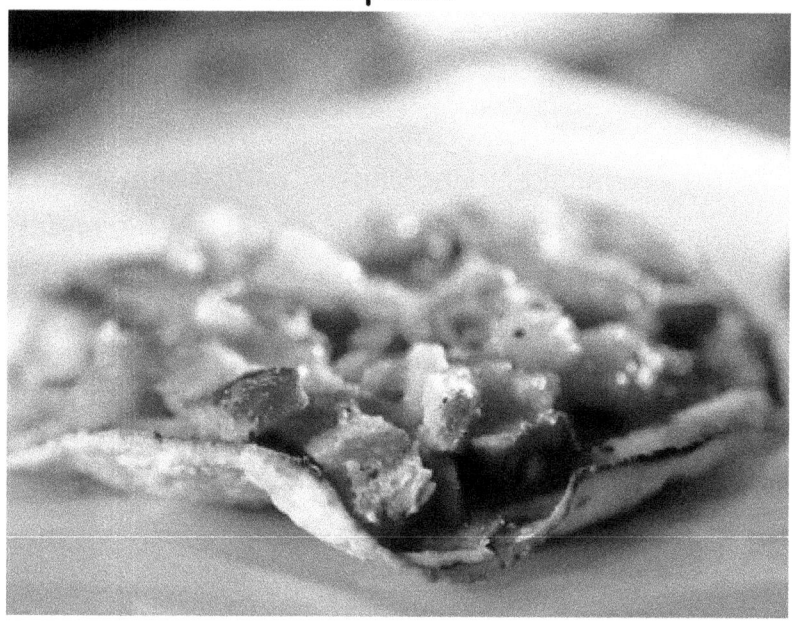

INGREDIENSER

- 4 fullkornstortillas
- 6 uns malet kalkonbröst
- 1 liten röd paprika, hackad
- 1 liten zucchini, tunt skivad
- ¼ kopp hackad rödlök
- 1 kopp majs
- 1 kopp konserverade svarta bönor utan tillsatt salt
- 1 msk chilipulver
- 1½ koppar mild chunky salsa
- 2 msk hackad koriander
- 1/3 kopp strimlad mexikansk ostblandning med reducerad fetthalt
- 2 msk hackad jalapeño chilipeppar (valfritt)
- 2 koppar strimlad escarole
- ¼ kopp gräddfil med låg fetthalt (valfritt)

a) Koka kalkon, paprika, zucchini och lök i en stor stekpanna på medelhög värme . Rör ner majs, bönor, oliver och chilipulver och 3/4 kopp av salsan.

b) Toppa tortillorna med kalkonblandningen, bred ut till ½" från kanterna. Grädda i 8 minuter . Strö över osten och grädda i 1 till 2 minuter, eller tills den smält.

28. Orange Frappé med jordgubbar

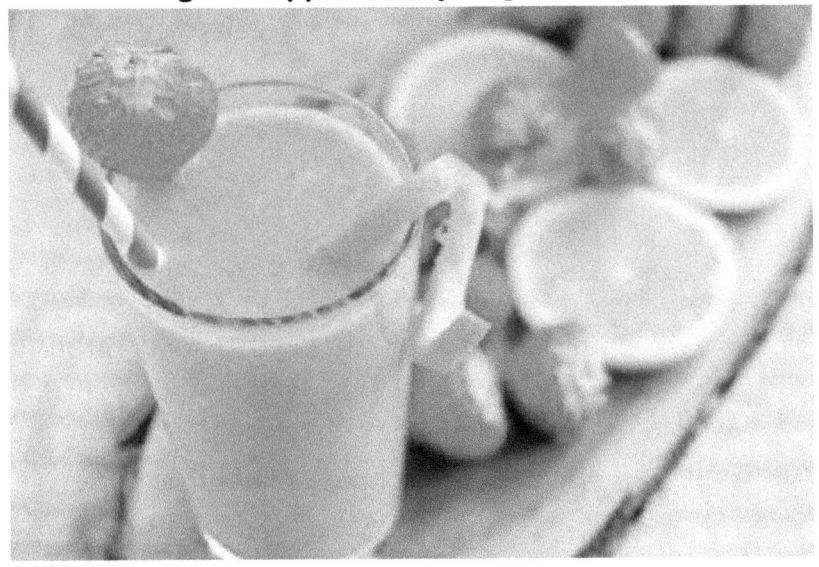

INGREDIENSER

- ¼ kopp ricottaost med reducerad fetthalt
- 1 matsked fettfri torrmjölk
- 1½ tsk honung
- 1 tsk apelsinskal
- ¼ kopp skivade färska eller delvis tinade löspackade frysta jordgubbar

a) Kombinera ost, torrmjölk, honung, linfröolja och apelsinskal i en mixer.

b) Bearbeta tills mycket slät. Toppa med jordgubbarna

29. Bärsorbet

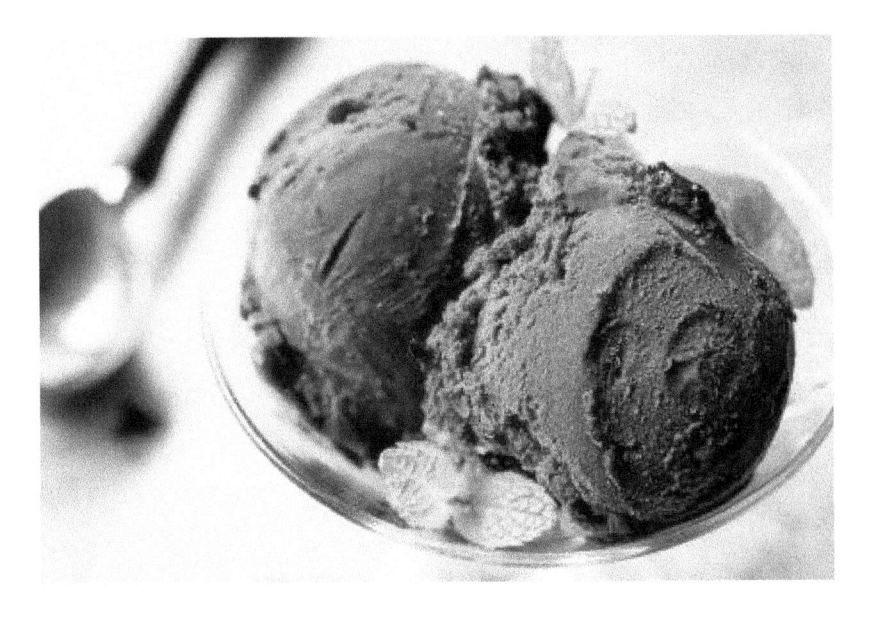

INGREDIENSER

- 100 g socker
- 270 ml vatten
- 500 g bär
- Saften av 1 citron

a) Tillsätt sockret och vattnet i en kastrull och låt koka i 10 minuter eller tills sockret har löst sig och en ljus sirap har bildats.

b) Mixa bären och citronsaften i en mixer tills de är slät och passera genom en sil för att ta bort kärnorna.

c) Häll i glassmaskinen och frys in enligt tillverkarens anvisningar.

30. Sushi

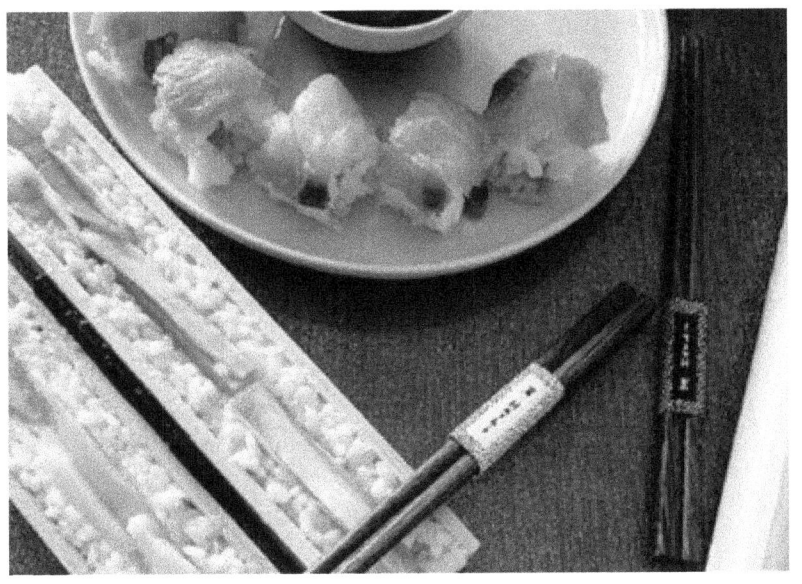

INGREDIENSER

- 100 g lågproteinris
- 250 ml vatten
- 2 msk japansk vitvinsvinäger
- 1 msk Mirin
- 2 tsk strösocker
- ¼ gurka, skivad i stavar
- ¼ röd paprika
- ½ avokadokött, skuren i små skivor
- ½ morot, skalad och skivad i stavar
- 10 g ingefära

a) Koka riset i vattnet i en kastrull på medelvärme i 20 minuter eller tills allt vatten absorberats.

b) Låt svalna och rör sedan ner vitvinsvinäger, mirin och strösocker.

c) Lägg ut lite plastfilm på sushirullen.

d) Toppa matfilmen med riset, fördela jämnt över hela arket . Lägg grönsakerna i lager på ena sidan av mattan.

31. Blåbär muffins

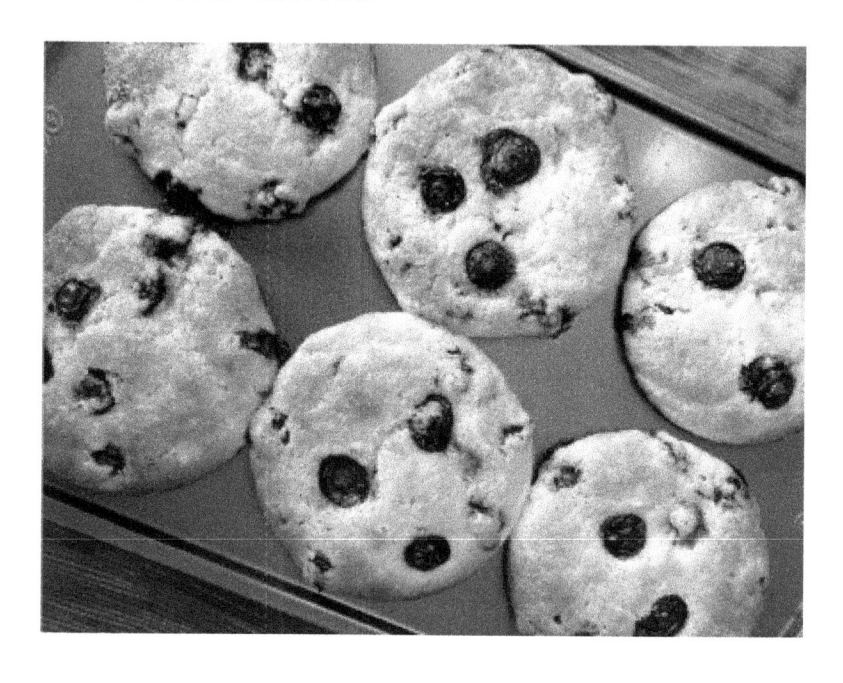

INGREDIENSER

- 150 g farinsocker
- 1 tsk bakpulver
- 1 tsk Äggersättning
- 325 g Fate Low Protein All-Purpose Mix
- 120 g Margarin
- 240 ml färsk apelsinjuice
- 100 g blåbär

a) Häll sockret, bakpulvret, äggersättningen och Fate Low Protein All-Purpose Mix i en skål och blanda noggrant .

b) Tillsätt margarin och apelsinjuice i blandningen och vispa till en slät konsistens.

c) Lägg muffinsformarna i muffinsplåten . Häll blandningen jämnt i de 12 muffinsformarna.

d) Grädda mitt i ugnen i 30 minuter.

e)

32. Sirap tårta

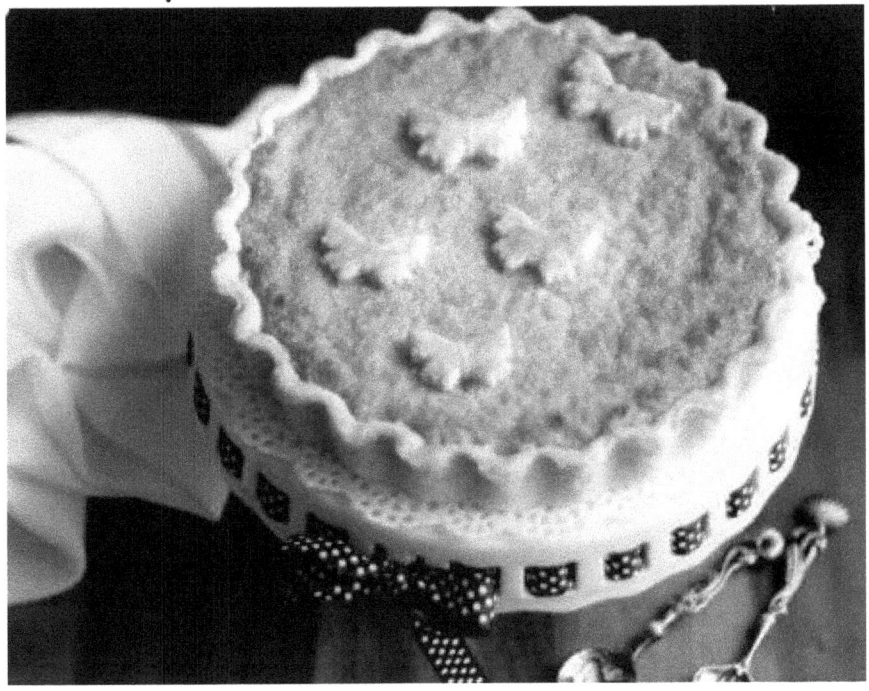

INGREDIENSER

- 250 g Fate Low Protein All-Purpose Mix
- 125 g mjuk margarin
- 30 g socker
- 60 ml vatten
- För fyllning:
- 170g Bröd med låg proteinhalt
- 465 g gyllene sirap
- 1 tsk citronsaft
- 2 tsk Äggersättning

a) Gnid ihop Fate low protein all-purpose mix och margarinet med fingrarna i en mixerskål tills det ser ut som tjocka smulor.

b) Blanda sockret och vattnet i en skål tills sockret har försvunnit. Rör ner Fate-blandningen för att göra en deg.

c) Bred ut lite Fate Low Protein All-Purpose Mix på en ren bänkskiva och pressa degen med nävarna tills den är slät. Grädda i ugnen på mitten av hyllan i 30 minuter. (Vuxen)

33. Affogato "glass"

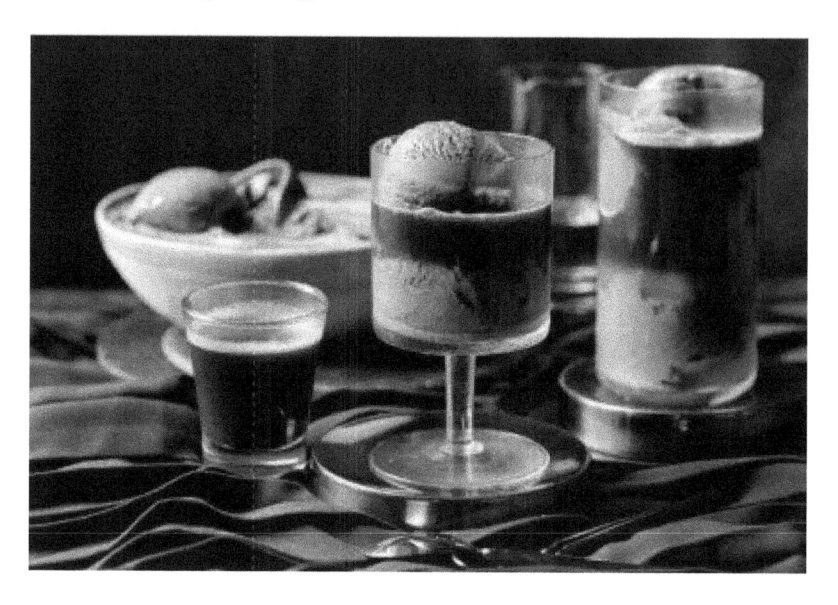

INGREDIENSER

- 500ml ProZero vispgrädde , kyld
- 100 g strösocker
- 1 shot espresso

a) vispa för att vispa ' grädden ' i ca 2-3 minuter tills den är tjock, ljus och luftig. Tillsätt strösockret och rör om väl.

b) Häll blandningen i en lämplig behållare och ställ in i frysen i cirka en timme eller tills den är kall och det börjar bildas iskristaller runt kanterna.

c) Ta bort från frysen.

d) Använd en gaffel eller trådvisp och vispa snabbt på " glassen " för att bryta iskristallerna.

e) Sätt tillbaka " glassen " i frysen för att stelna i minst 3 timmar. Ta en kula " glass " och toppa med en espressoshot.

34. Kaffe "glass"

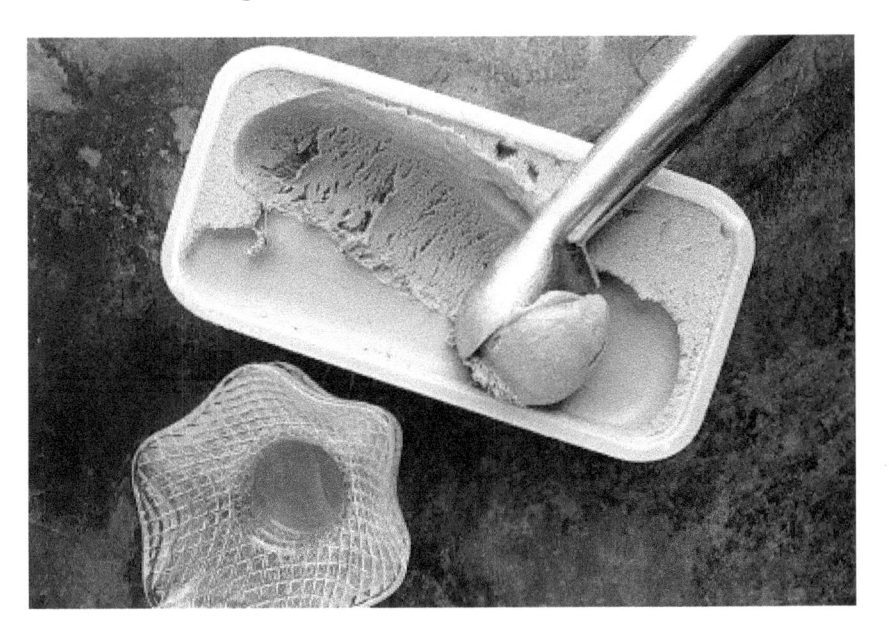

INGREDIENSER

- 500ml ProZero vispgrädde , kyld
- 100 g strösocker
- 1-2 tsk snabbkaffegranulat

a) Lägg den kylda ProZero vispgrädden i en skål och använd en elektrisk handvisp för att vispa grädden i cirka 2-3 minuter tills den är tjock, ljus och luftig.

b) Tillsätt socker och kaffegranulat och rör om väl.

c) Häll blandningen i en lämplig behållare och ställ in i frysen i cirka en timme eller tills den är kall och det börjar bildas iskristaller runt kanterna.

d) Ta ut ur frysen och använd en gaffel eller trådvisp och vispa snabbt " glassen " för att bryta iskristallerna.

e) Sätt tillbaka " glassen " i frysen för att stelna i minst 3 timmar.

35. Kaffe brownies

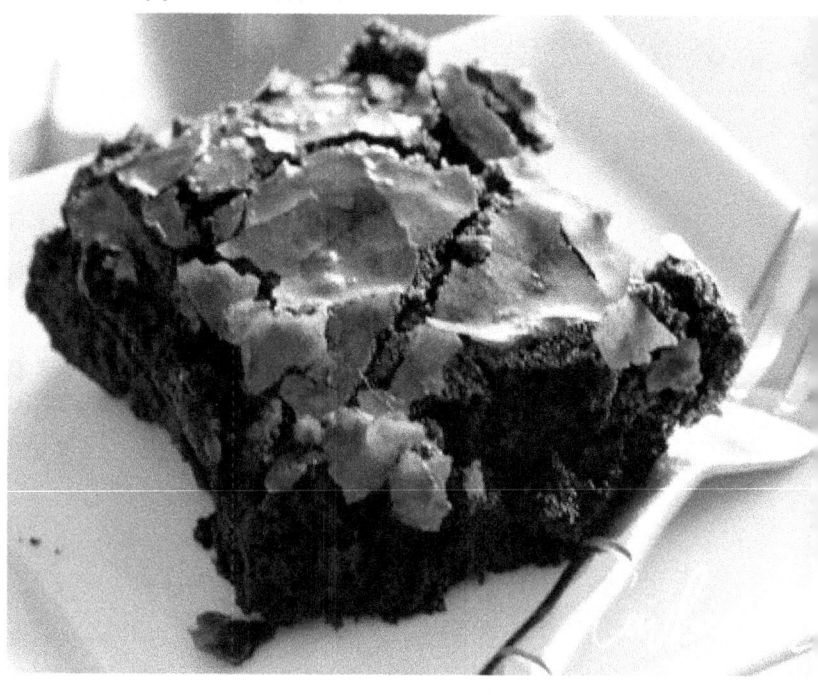

INGREDIENSER

- 3 Vitabite-stänger, uppdelade i bitar
- 1 Fate Low Protein Chocolate Flavor Cake Mix
- 25 g mjukt margarin
- 120 ml ProZero
- 1 msk snabbkaffegranulat
- 1 tsk vanilj essens

a) Smält Vitabite i en värmesäker skål över en kastrull med sjudande vatten.

b) Placera Fate Low Protein Chocolate Flavor Cake Mix i en mixerskål. Tillsätt margarinet.

c) I en separat kopp, blanda ProZero, kaffe och vaniljessens som tillsätts i skålen.

d) Använd en ballongvisp, blanda väl i 1 minut och rör sedan ner den smälta Vitabite.

e) Häll blandningen i den klädda kakformen.

f) Grädda i 20 - 25 minuter tills riset är kokt.

g) Ta ut ur ugnen och låt svalna i 5-10 minuter.

36. Äppelskivor

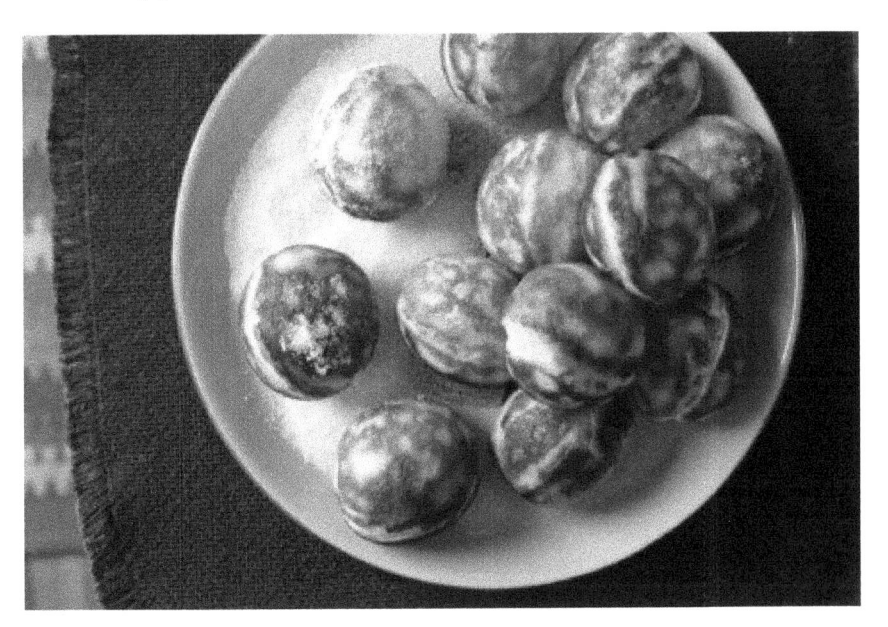

INGREDIENSER

- 150 g Fate Low Protein All-Purpose Mix
- 1 tsk bakpulver
- 1 tsk salt
- ½ tsk kanel, mald
- 2 tsk Äggersättning
- 175 ml ProZero
- 400g Konserverade persikor, avrunna
- 30g florsocker

a) Lägg Fate Low Protein All-Purpose Mix, bakpulver, salt, kanel och äggersättning i en skål och blanda.

b) Tillsätt ProZero och rör om till en tjock smet.

c) Lägg ½ msk av smeten i vart och ett av muffinshålen.

d) Tillsätt 1 persikasegment till varje. Lägg ytterligare ½ msk av blandningen ovanpå.

e) Grädda i ugnen i 10 minuter eller tills de är gyllene.

37. Pan haggerty

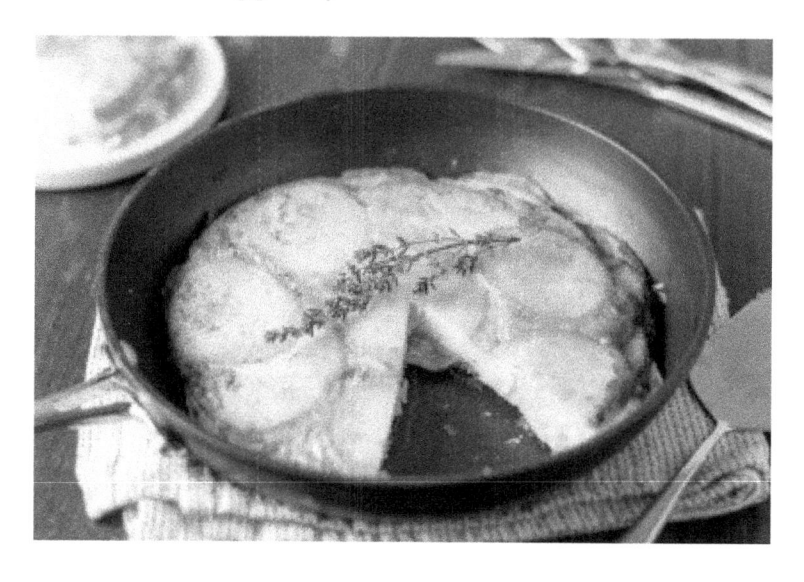

INGREDIENSER

- 4 Sötpotatis
- 50 g smör
- 1 Rödlök, skalad och skivad
- 1 Vitlök, skalad och skivad
- 200g Violife Original smakblock
- Salta och peppra efter smak

a) Lägg sötpotatisen i en kastrull, täck med vatten och låt koka i 10 minuter.

b) Häll av överflödigt vatten, ställ åt sidan och låt svalna. Tillsätt 40 g av smöret samt vit- och rödlök i en kastrull och koka på medelvärme i 5 minuter eller tills de är mjuka.

c) I en gryta, varva grönsakerna; hälften av löken, tredjedelen av Violife, hälften av potatisen, följt av resterande lök, ytterligare en tredjedel av Violife, resterande potatis och slutligen toppa med resterande Violife.

d) Krydda efter smak och grädda i ugnen i 1 timme och 30 minuter eller tills de är gyllene och genomstekta.

38. Påskäggmousse

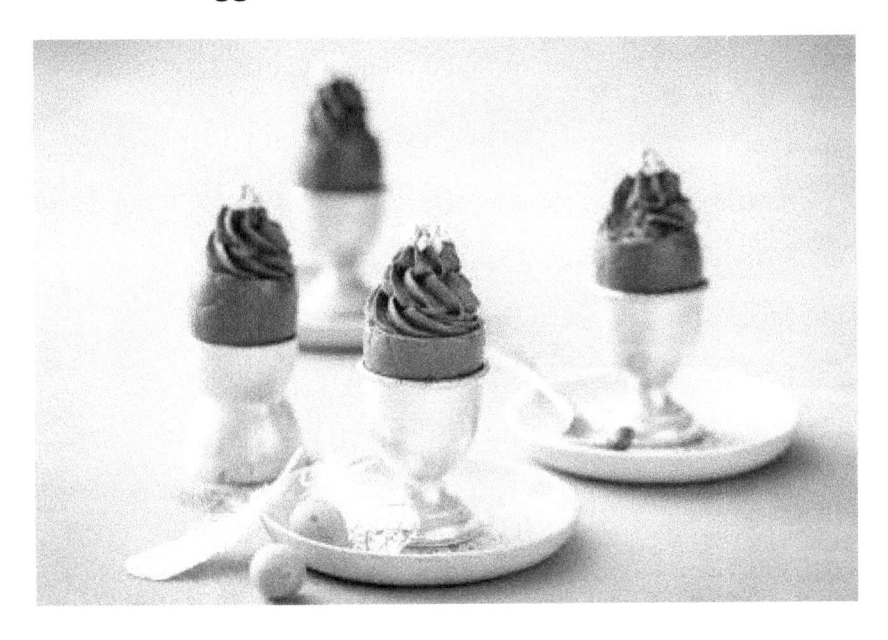

INGREDIENSER

- 8 x 25 g Vitabite bars
- 25 g smör
- 75g Freedom marshmallows
- 30 ml vatten
- ½ tsk vaniljextrakt
- 140 ml ProZero " dubbel kräm"

a) Smält 3 av Vitabite-stängerna i en värmesäker skål över en kastrull med sjudande vatten.

b) Ta ut ägghalvorna ur formarna och ställ tillbaka i kylen.

c) Lägg resterande Vitabite, smör, marshmallows och vatten i en liten kastrull.

d) Koka på låg värme och rör om väl tills blandningen har en slät konsistens. Ta bort från värmen och låt svalna.

e) Tillsätt vaniljextraktet till ProZero ' dubbelkräm ' och vispa tills det bildas fasta toppar

f) Vänd försiktigt ner den vispade ProZero ' dubbelgrädden ' i den släta Vitabite-blandningen och dela lika mellan påskäggsformarna.

39. Jammykex

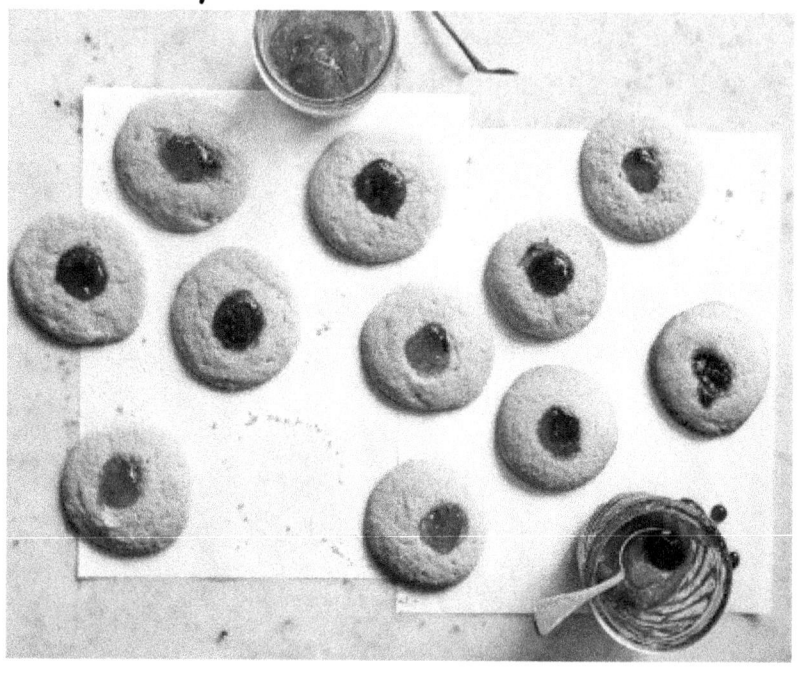

INGREDIENSER

- 200 g Fate Low Protein All-Purpose Mix
- 40 g vaniljsåspulver
- 70 g socker (plus 2 msk för att pudra)
- 160 g Margarin
- 100g Fröfri sylt efter eget val

a) Lägg Fate Low Protein All-Purpose Mix, vaniljsåspulver, socker och margarin i en mixerskål och använd en spatel och blanda väl tills en deg bildats.

b) Täck en bakplåt med smörpapper.

c) Kavla ut degen till 3 cm tjocklek mellan två ark smörpapper.

d) Skär 10 hjärtan ur degen med hjälp av den stora hjärtskäraren och lägg på plåten.

e) Använd den mindre skäraren och skär ut mitten av 5 av kexen. Du ska ha 5 solida hjärtformade bottnar och 5 kex med utskurna hjärtformade mittpunkter. Grädda i 20 minuter.

40. Eton Mess

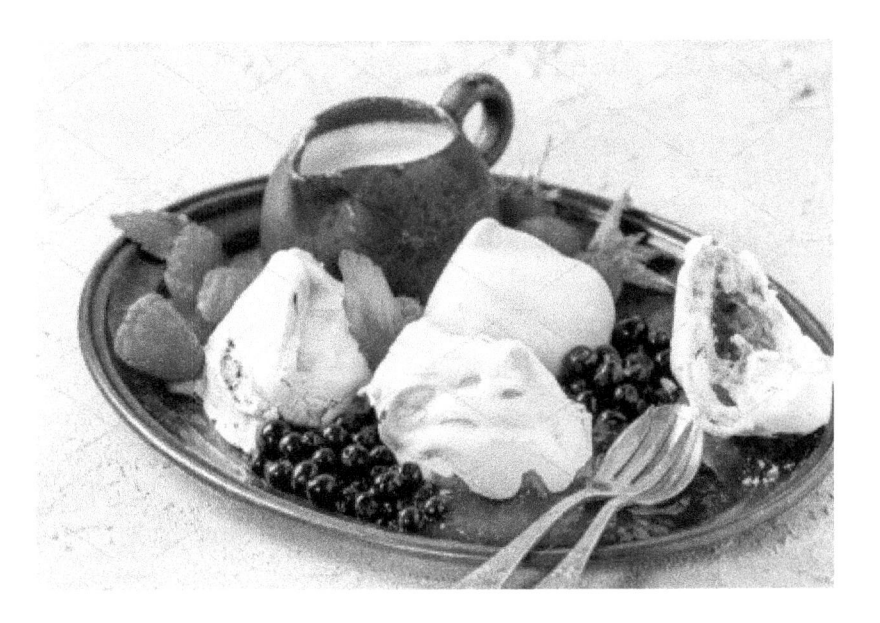

INGREDIENSER

- 50g lågproteinmaräng, delad i små bitar
- 50 g hallon
- 50 g jordgubbar, hackade
- Mat Heavenly Whipped!

a) Lägg upp marängerna, Food Heavenly Whipped!, hallon och jordgubbar i två glasskålar.

b) Tjäna.

41. Maräng

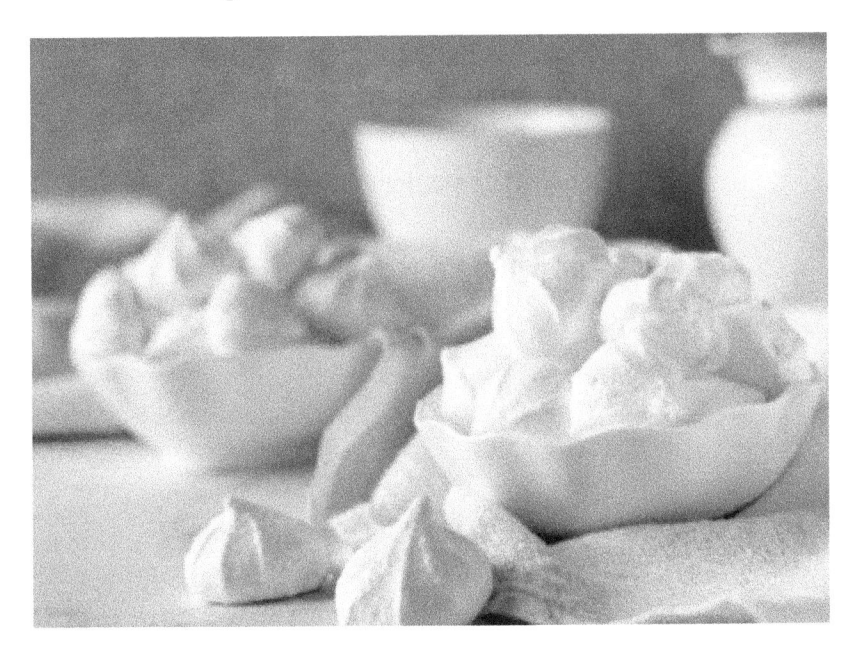

INGREDIENSER

- 100 ml Aquafaba
- ¼ tsk grädde av tandsten
- 100 g strösocker
- 1 tsk vanilj essens

a) Häll kokande vatten i en ren glasskål, detta tar bort eventuellt överflödigt fett på skålen om det behövs

b) Lägg aquafaba och grädde av tartar i skålen och vispa med elvispen tills det bildar mjuka toppar.

c) Tillsätt strösockret gradvis, 1 msk i taget och vispa mellan varje sked. Vispa tills det bildar styva toppar.

d) Tillsätt vaniljessensen och vispa i 10 sekunder tills den blandas.

e) Häll upp blandningen i en spritspåse och sprid ut önskade former på en klädd bakplåt.

f) Grädda i ugnen i 90 minuter.

SMÖRÖCKER & burgare

42. Svampsmörgås

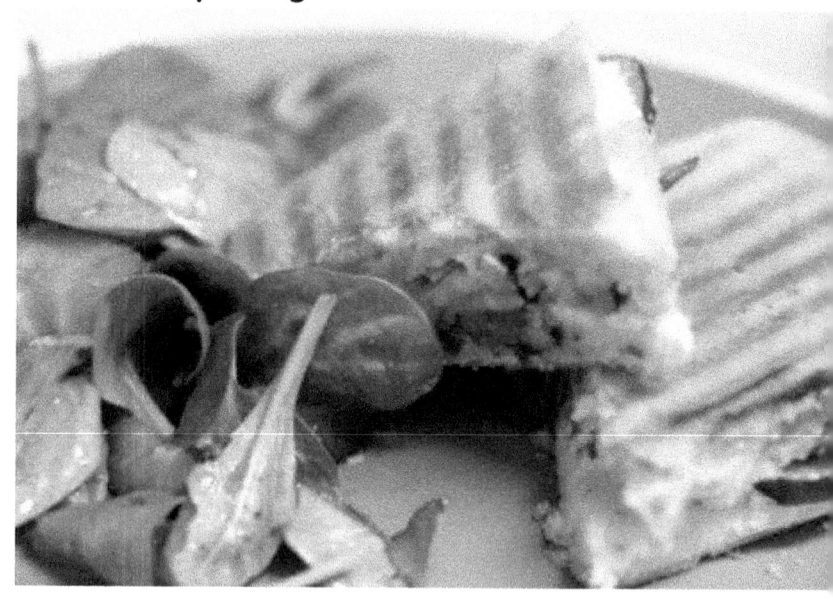

INGREDIENSER

- 1 kopp konserverad kronärtskocka Juice av ½ citron
- 1 msk olivolja
- 1 tsk finhackad vitlök
- 1 tsk vit vinäger
- ¼ tesked salt , mald svartpeppar
- 2 portobello svampmössor
- 1 zucchini, skuren i 3-tums segment
- 2 matskedar olivolja
- 1 medelstor tomat, skivad
- 2 flerkornsrullar, insidan ursparad
- 2 uns färsk getost

a) Kombinera alla tapenadeingredienser i skålen på en matberedare utrustad med ett metallblad.

b) För att förbereda smörgåsen: Värm ugnen till 400°F. Lägg upp svampen och zucchinin på en bakplåt med non-stick. Ringla över 1 msk olivolja. Rosta i 10 minuter. Ordna tomatskivorna på samma bakplåt, ringla över den återstående matskeden olivolja och fortsätt rosta, vänd grönsakerna halvvägs genom tillagningen, i 20 minuter, eller tills fräsande och eventuell vätska kokat bort.

43. Grillade svampburgare

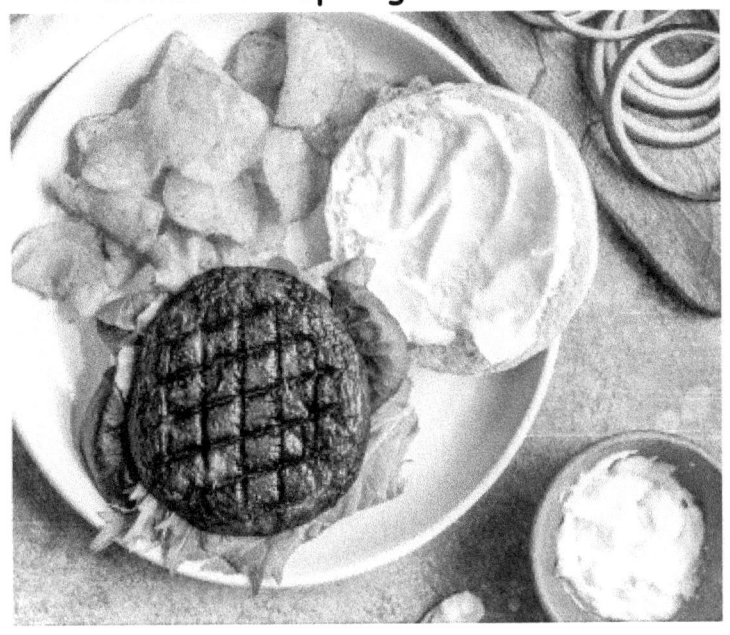

INGREDIENSER

- 2 stora portobellosvampkapsyler
- 4 tsk balsamvinäger
- ½ kopp rostade röd paprika strimlor
- 2 100% fullkornsbullar
- 2 skivor (3/4 uns vardera) Provolone
- 4 blad friséesallat

a) Värm en grillpanna på medelvärme.

b) Grilla svampen i 8 minuter, vänd halvvägs under tillagningen och pensla med vinägern. Värm pepparstrimlorna och bullarna på grillpannan.

c) Bred ut 1 msk pesto på varje bullbotten, lägg sedan en svamp toppad med 1 skiva ost och hälften av pepparskivorna. Lägg 2 friséblad ovanpå varje hamburgare, ringla över ytterligare vinäger, om så önskas, och täck med bulltopp.

44. Oliv-gräddostsmörgåsar

INGREDIENSER

- 1 paket (8 uns) Neufchâtel ost, mjukad
- 4 salladslökar, hackade
- ¼ tesked pepparsås (valfritt)
- 12 lågnatrium vetekex
- 2 plommontomater, tunt skivade

a) Kombinera ost, oliver, salladslök och pepparsås, om så önskas, i en liten skål.
b) Bred på kexen. Toppa med tomaterna.

45. Laxsmörgåsar med Wasabi

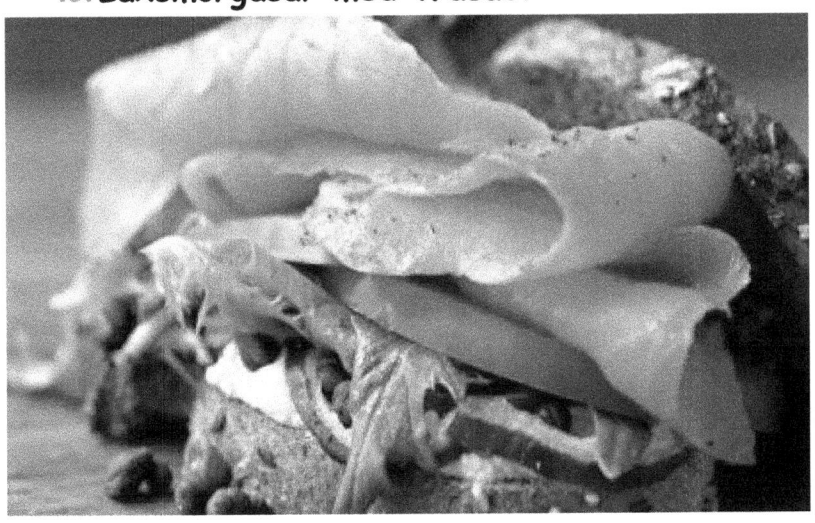

INGREDIENSER

- $\frac{1}{4}$-$\frac{1}{2}$ tesked wasabipasta
- 2 koppar (14,75-ounce burk) konserverad Alaskan vild lax, avrunnen
- 8 tunna skivor 100 % fullkornsbröd, rostat
- 4 tunna skivor rödlök
- 4 tunna ringar röd paprika
- 4 teskedar skivad inlagd ingefära
- 1 kopp ruccola

a) Kombinera majonnäsen och $\frac{1}{4}$ tesked wasabipasta och rör om tills det är slätt. Tillsätt mer wasabi, om så önskas, för att passa din smak. Vänd försiktigt ner laxen.

b) Lägg 4 skivor av brödet på en arbetsyta och toppa var och en med $\frac{1}{2}$ kopp av laxblandningen, 1 lökskiva delad i ringar, 1 paprikaring, 1 tsk ingefära och $\frac{1}{4}$ kopp ruccola. Toppa med de återstående 4 brödskivorna.

46. **Ostig kycklingsmörgås**

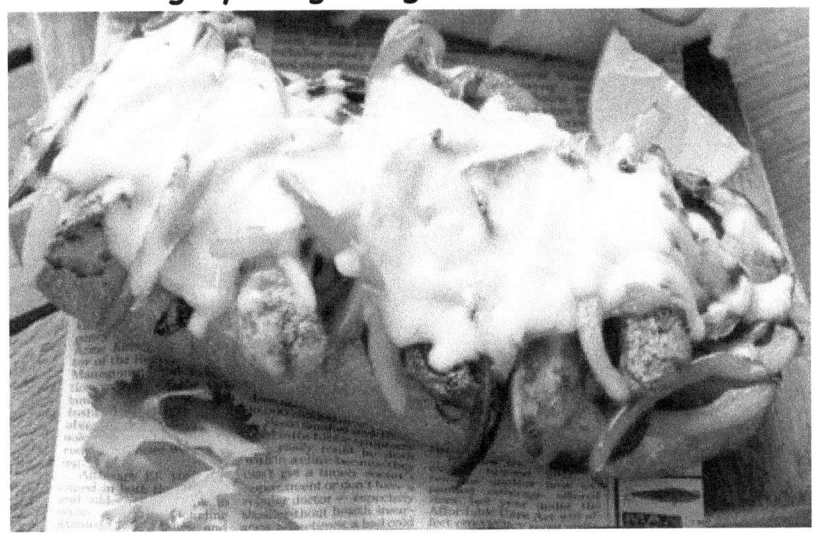

INGREDIENSER

- 2 majstortillas (6 tum i diameter)
- 1 skiva (3/4 uns) cheddarost med reducerad fetthalt
- 1 uns tunt skivad kokt benfritt, skinnfritt kycklingbröst
- 1 salladsblad, skuren i strimlor
- 2 tsk salsa
- 2 tsk finhackad färsk koriander

a) Värm oljan i en nonstick-panna på medelhög värme. Koka tortillorna i cirka 1 minut på varje sida, eller tills de är lätt bruna (de blir knapriga när de svalnar). Överför tortillorna till en arbetsyta. Lägg osten ovanpå 1 tortilla.

b) Lägg kycklingen i stekpannan (torka inte ut den först) och koka i 30 sekunder, eller tills den är varm.

c) Toppa den osttäckta tortillan med kyckling, sallad, salsa, koriander och slutligen den återstående tortillan. Skär med en tandad kniv i 2 halvmånar.

47. Turkiet Panini med avokado

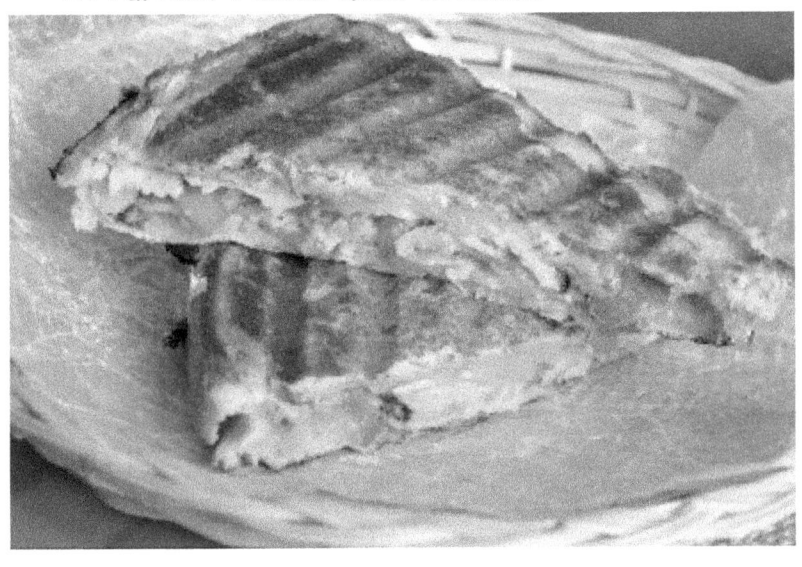

INGREDIENSER

- 4 skivor fullkornsbröd
- ¼ pund deli-skivat kalkonbröst med reducerat natrium
- 4 biff tomatskivor
- ¼ kopp baby ruccola
- 2 tsk dijonsenap
- 1 tsk extra virgin olivolja

a) Lägg 1 skiva av brödet på en arbetsyta. Toppa med hälften av kalkonen, tomatskivor, avokadoskivor och ruccola. Bre ut ytterligare en brödskiva med hälften av senap och lägg med senapsidan nedåt på ruccolan. Upprepa med de återstående ingredienserna.

b) Värm en räfflad nonstick-grillpanna på medelvärme tills den är varm. Arbeta med en smörgås i taget, borsta lätt utsidan av varje smörgås med $\frac{1}{4}$ tesked olja och lägg på pannan. Ställ en tjockbottnad stekpanna ovanpå smörgåsen och koka i 1 till 2 minuter per sida, eller tills den är rostad och varm i mitten.

48. Grillade skinksmörgåsar

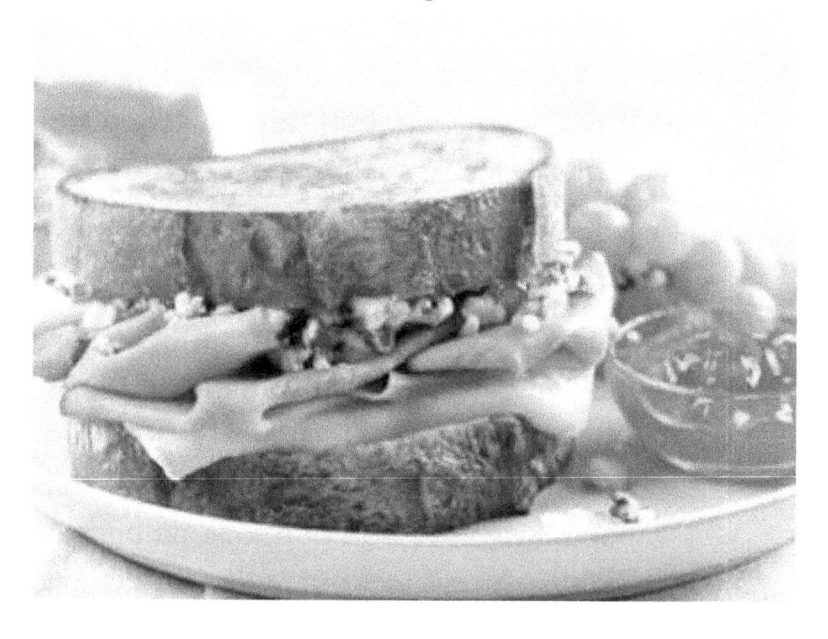

INGREDIENSER

- 8 skivor flerkornsbröd, rostat
- 2 msk rapsolja majonnäs
- 1 kopp baby ruccola eller vattenkrasse kvistar
- ¼ pund tunt skivad mager, bakad skinka med låg natriumhalt
- 1 moget rött Bartlett-päron, i fjärdedelar, kärna ur och skär i tunna klyftor
- ¼ kopp smulad Gorgonzola ost

a) Förvärm broilern. Lägg upp brödet på en plåt. Bred ut 4 skivor med majonnäs och lägg ruccola eller vattenkrasse ovanpå, dela jämnt. Täck samma skivor med lika delar skinka och arrangera päronklyftorna ovanpå. Strö osten och skivad mandel över päronet.

b) Placera under broilern i 1 till 2 minuter, eller tills osten har smält. Toppa med resten av brödet. Skär på diagonalen och servera varm.

49. Citron Aioli Tonfisk Burger

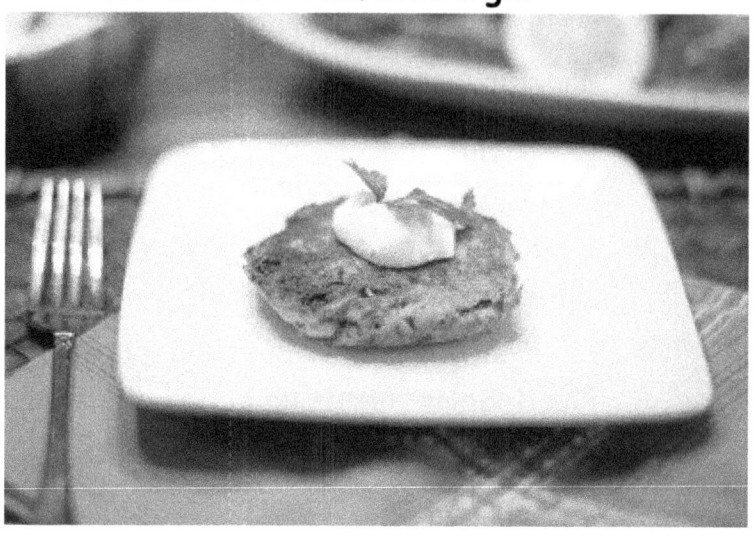

INGREDIENSER

- 1 msk citronsaft
- ½ vitlöksklyfta, hackad
- ½ grön lök, tunt skivad
- 4 (4-ounce) gulfenad tonfiskbiffar
- 2 tsk rapsolja
- ¼ tesked salt
- 4 hamburgerbullar
- 1 dl färska ruccolablad
- ¼ gurka, skär i 12 skivor

a) Klä ett grillställ med matlagningsspray. Förbered grillen för medelhög värme.

b) Blanda majonnäs, citronsaft, vitlök och lök i en skål och blanda väl.

c) Pensla tonfiskbiffarna med oljan och strö över saltet. Grilla i 2 minuter per sida, eller tills den är väl markerad och tillagad till önskad form.

d) Ordna bullbottnarna på var och en av 4 plåtar. Toppa varje med ¼ kopp ruccola, 3 gurkskivor och 1 tonfiskbiff. Fördela den övre halvan av varje bulle med majonnäsblandningen och lägg var och en på tonfisksteken. Servera omedelbart.

50. Barbecue Pulled Pork

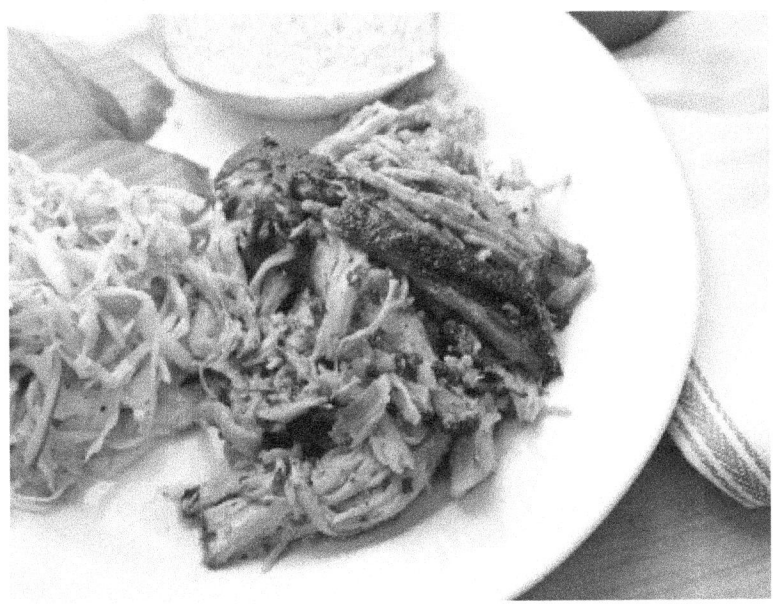

INGREDIENSER

- 1½ pund benfri sidfläsk, putsad från allt synligt fett
- 1 medelstor lök, hackad (ca ½ kopp)
- 2/3 kopp ketchup
- 1 msk cidervinäger
- 1 msk melass
- 2 tsk packat farinsocker
- 2 tsk senapspulver
- 1½ tsk vitlökspulver
- 1 tsk Worcestershiresås
- ¼ tesked nymalen svartpeppar
- 1½ dl kyckling- eller grönsaksbuljong
- 6 helvete hamburgerbullar

a) Tillsätt löken och koka i 5 minuter till, eller tills löken börjar bli gyllene. Tillsätt ketchup, vinäger, melass, socker, senapspulver, vitlökspulver, worcestershiresås, svartpeppar och buljong.

b) Rör om väl för att kombinera och låt koka upp på medelhög värme. Sänk värmen till låg, täck över och låt sjuda, rör om då och då, i $1\frac{1}{2}$ timme.

c) Öppna grytan och låt sjuda i 10 minuter längre, eller tills såsen har tjocknat något och fläsket är väldigt mört. Ta bort från värmen.

d) Dra fläsket i strimlor med två gafflar och servera på fullkornshamburgerbullar

.SUPP & SALADER

51. Kyld sommarsoppa

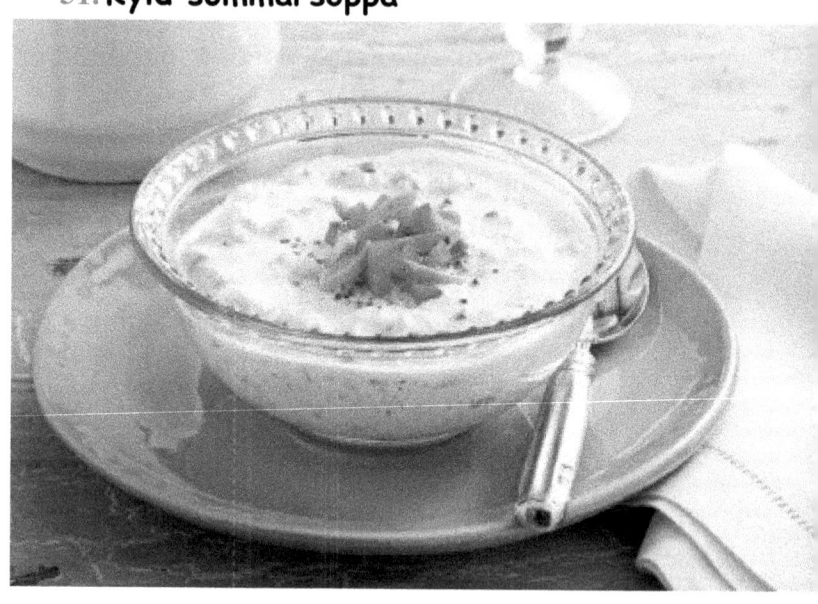

INGREDIENSER

- 4 stora morötter, grovt hackade
- 2 burkar (14½ uns vardera) kycklingbuljong med reducerad natriumhalt
- 1 stor gul sommarsquash, hackad
- ½ liten rödlök, hackad
- 1 vitlöksklyfta
- 3/4 tsk malen spiskummin
- ½ tsk salt
- ¼ tesked mald koriander
- ¼ tesked mald svartpeppar
- 3/4 kopp lättmjölk yoghurt
- Färsk gräslök, skuren i ¼" längder (valfritt)

a) Kombinera morötter och buljong i en stor täckt kastrull och låt koka upp. Sänk värmen till medel och låt sjuda i cirka 7 minuter, eller tills morötterna börjar mjukna.

b) Tillsätt squash, lök, vitlök, spiskummin, salt, koriander och peppar. Täck över och höj värmen till hög. Så snart blandningen börjar koka, sänk värmen till låg och låt sjuda i 15 till 20 minuter, eller tills grönsakerna är mycket möra och smakerna blandas.

c) puréa soppan tills den är slät. Häll i en skål, täck över och ställ i kylen i 1 timme.

d) Rör ner yoghurten i soppan tills den blandas.

52. Tomatsoppa avokado

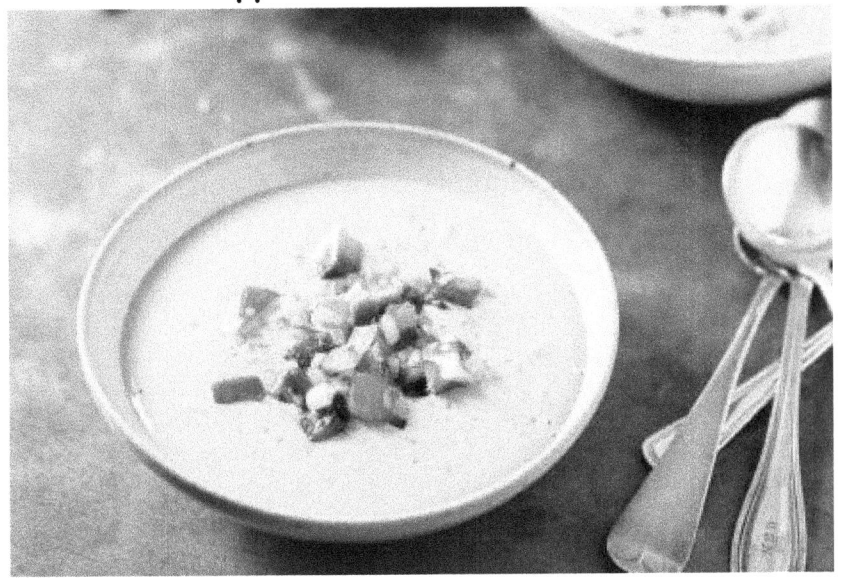

INGREDIENSER

- 1 burk (28 uns) hela tomater
- ½ söt lök, skivad
- 1 dl grönsaksbuljong med reducerad natriumhalt
- 1 kopp vatten
- ½ tsk mald peppar
- 1 kopp kärnmjölk
- ¼ kopp fettfri grekisk yoghurt

a) Värm ugnen till 350°F.

b) Häll tomaterna (med juice) i en 11" x 17" ugnsform. Strö ut löken ovanpå och grädda i 1 timme, eller tills blandningen är tjock och löken börjar få färg.

c) Överför blandningen till en mixer. Tillsätt buljong, vatten och peppar och puré tills det är slätt.

d) Värm soppblandningen i en kastrull på medelhög värme i 5 minuter, eller tills den är genomvärmd. Tillsätt kärnmjölken och rör om för att kombinera.

e) Garnera varje portion med 1 msk av yoghurten och $\frac{1}{4}$ av avokadoskivorna.

53. Butternut Squash Soppa

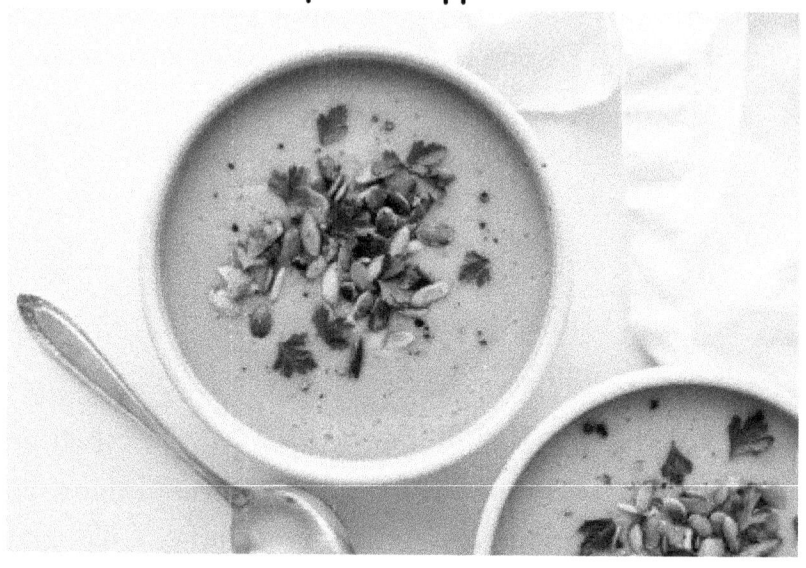

INGREDIENSER

- 1 stor purjolök, tvättad och tunt skivad
- 1 stor butternut squash
- 4 vitlöksklyftor, hackade
- 1 msk Loprofin Bakmix
- 1 msk vegetabilisk olja
- 6,5 oz LP Drink Mix
- Färsk persilja, hackad
- Malen svartpeppar

a) Lägg purjolöken, squashbitarna, vitlöken och oljan i en stor, djup tjock kastrull. Koka försiktigt i 3-4 minuter tills grönsakerna börjar bli mjuka men inte bruna.

b) Blanda bakblandningen med LP-Drink Mix och häll i 32 uns varmt vatten. Blanda väl.

c) Häll gradvis den flytande blandningen i pannan och låt koka upp under konstant omrörning. Puréblandning

d) Häll cirka en fjärdedel av soppan i en serveringsskål och låt svalna lite innan du rör ner lite hackad persilja.

54. Afrikansk jordnötssoppa

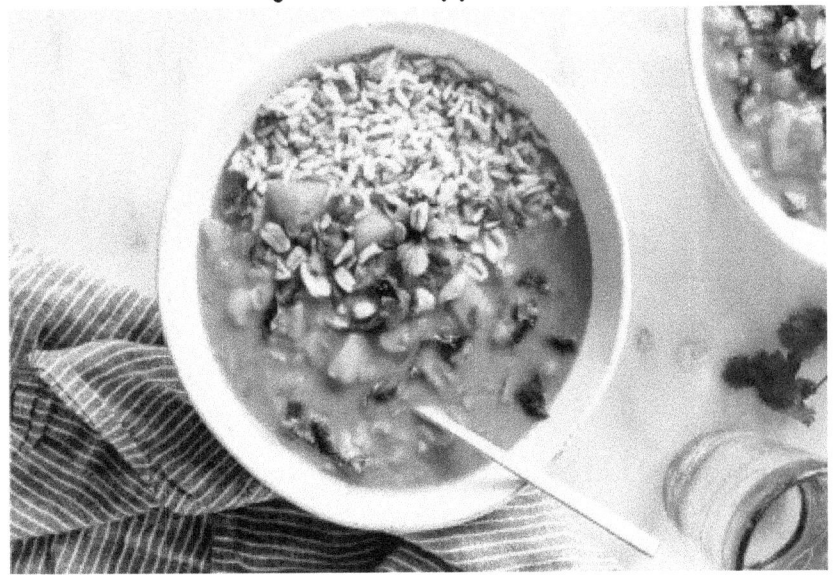

INGREDIENSER

- 1 msk rapsolja
- 1 lök, hackad
- 2 vinbär selleri, hackad
- 2 morötter, hackade
- 1 vitlöksklyfta, finhackad
- 1 msk riven ingefära
- 3 dl grönsaksbuljong med reducerad natriumhalt
- 2 msk färskpressad citronsaft
- 2 msk hackade osaltade jordnötter
- 2 msk hackad färsk koriander

a) Hetta upp oljan i en stor gryta eller holländsk över medelhög värme.

Tillsätt lök, selleri och morötter. Koka, rör om då och då, i 5 minuter, eller tills löken mjuknar.

b) Tillsätt vitlök, ingefära och 2 koppar av buljongen. Sänk värmen till låg, täck över och låt sjuda i 30 minuter, eller tills grönsakerna är väldigt mjuka.

c) Överför soppan till en matberedare utrustad med ett metallblad eller en mixer (i omgångar, om det behövs). Bearbeta tills den är slät.

d) Häll tillbaka soppan i grytan och rör ner jordnötssmör, citronsaft och återstående 1 dl buljong. Koka i 5 minuter.

55. Linssoppa

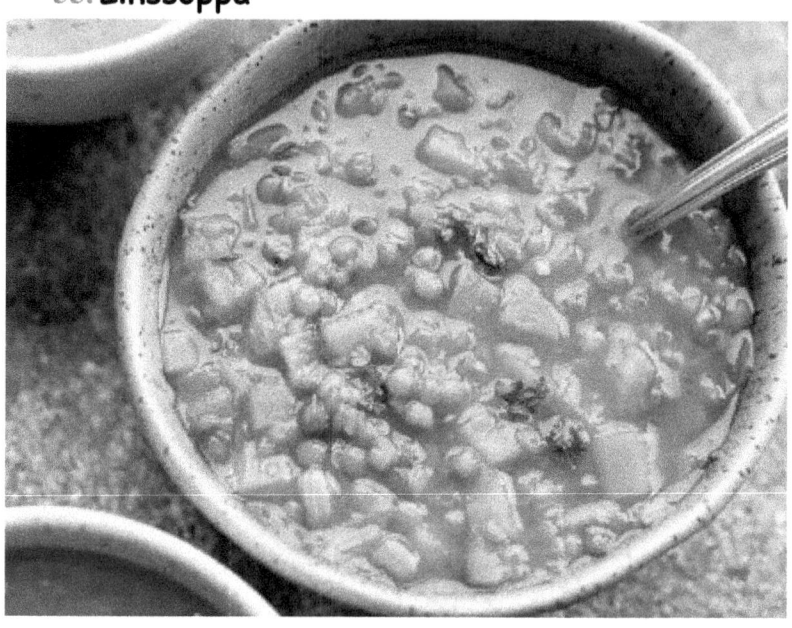

INGREDIENSER

- 1 msk olivolja
- 1½ tsk hela spiskummin
- 1 stor lök, hackad
- 4 vitlöksklyftor, hackade
- ½ tsk mald koriander
- ½ tsk nymalen svartpeppar
- 1 tsk paprika
- 1 1/3 koppar (½ pund) linser, sorterade och sköljda
- 5 koppar vatten
- 1 burk (14½ uns) tärnade tomater
- 2 koppar packad strimlad färsk spenat
- ½ tsk salt
- ½ kopp fettfri grekisk yoghurt

a) Placera oljan och spiskummin i en holländsk ugn eller stor stor kastrull på medelvärme.

b) Koka, rör om, i 2 till 3 minuter, eller tills det doftar. Rör ner lök, vitlök, koriander och peppar och koka, rör om ofta, i 4 till 6 minuter, eller tills löken och vitlöken är mjuka. Rör ner paprikan.

c) Tillsätt linserna och vattnet. Täck över och låt koka upp. Sänk värmen till låg och låt sjuda under lock i 30 till 35 minuter, eller tills linserna är väldigt mjuka.

d) Rör ner tomater, spenat, jordnötter och salt. Öka värmen och låt puttra utan lock i 5 minuter längre.

56. Italiensk gröna och bönsoppa

INGREDIENSER

- 1 msk olivolja
- 1 stor lök, hackad
- 4 morötter, hackade
- 1 burk (14½ uns) tärnade tomater med rostad vitlök (juice reserverad)
- 2 burkar (14½ uns vardera) kycklingbuljong med reducerad natriumhalt
- 3 burkar (15 ounce vardera) cannellinibönor utan salttillsats, sköljda och avrunna
- 1 msk hackad torkad rosmarin
- 3 koppar vatten
- ½ pund escarole, grovt hackad
- ½ tsk salt
- ½ kopp riven
- Romano ost

a) Hetta upp olivoljan i en stor gryta på medelhög värme. Koka löken och morötterna i 10 minuter, eller tills grönsakerna mjuknat.

b) Tillsätt tomaterna och deras juice, buljong, bönor, rosmarin och 3 dl vatten. Täck över och koka i cirka 10 minuter, eller tills blandningen börjar sjuda.

c) Sänk värmen och tillsätt escarole och salt. Koka, utan lock, 15 minuter längre, eller tills smakerna kombineras. Rör ner osten.

57. Ostfri Biff Löksoppa

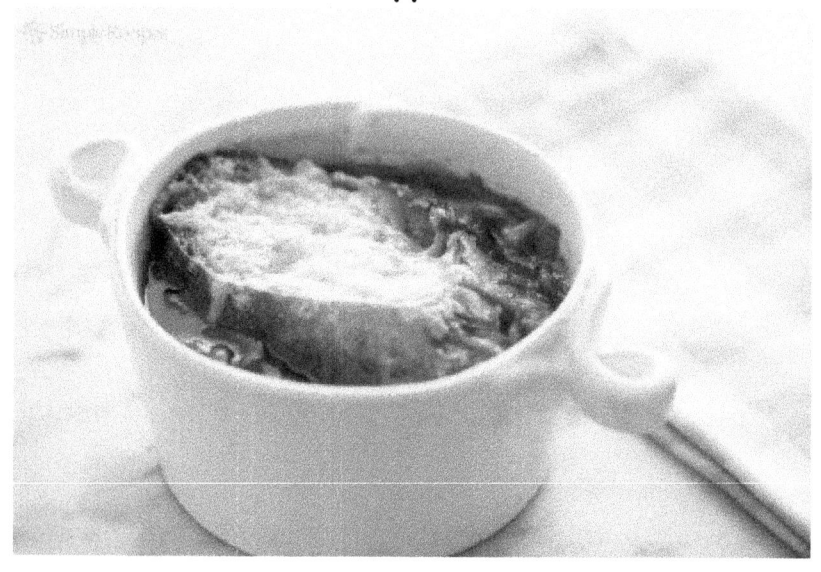

INGREDIENSER

- 8 uns oxfilé, putsad
- 3 stora lökar, tunt skivade
- 2 vitlöksklyftor, hackade
- 2 msk balsamvinäger
- 4 koppar nötköttsbuljong med reducerad natriumhalt
- 1 tsk Worcestershiresås

a) Värm 1 matsked av oljan i en stor gryta på medelhög värme. Tillsätt nötköttet och koka i cirka 2 till 3 minuter per sida .

b) Tillsätt de återstående 3 matskedarna olja i grytan och sänk värmen till medel. Tillsätt lök och socker och koka, rör om då och då, cirka 25 minuter, eller tills de är gyllene.

c) Tillsätt vitlöken och koka i 2 minuter.

d) Öka värmen till medelhög, häll i vinägern och låt koka upp. Koka, under konstant omrörning, i cirka 1 minut, eller tills vinägern nästan är helt avdunstat.

e) Tillsätt buljongen och Worcestershiresåsen. Koka upp, låt sjuda och koka under lock i 15 minuter.

f) Riv brödet i bitar och rör i matberedaren till smulor. Rör ner smulorna i soppan

58. Broccoli-pekannötssallad

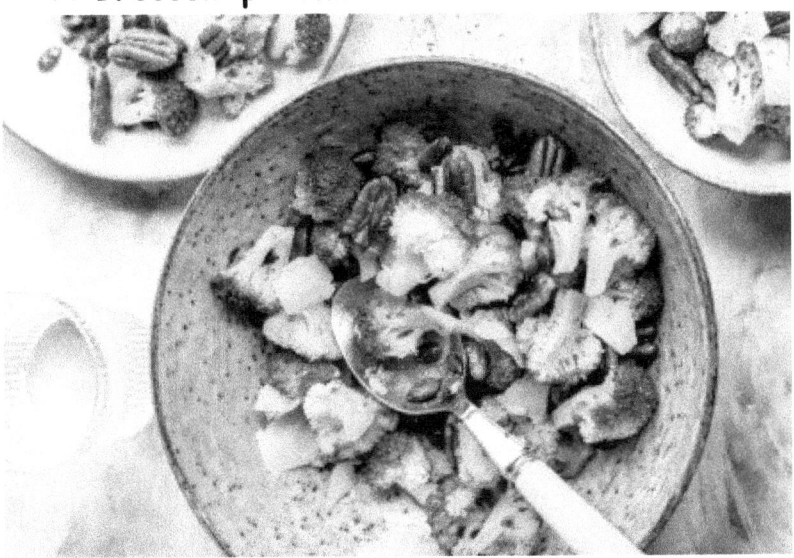

INGREDIENSER

- 3 matskedar rapsolja majonnäs
- 1 msk röd eller vitvinsvinäger
- 1/8 tsk salt
- 2 dl broccolibuktor
- ¼ kopp skivad rödlök
- ¼ tesked rödpepparflingor

Kombinera majonnäs, vinäger och salt i en stor serveringsskål. Vispa tills den är slät.

a) Tillsätt broccolin, pekannötterna, löken och rödpepparflingorna. Kasta två lager. Ställ i kyl tills den ska serveras.

59. Tortellini pastasallad

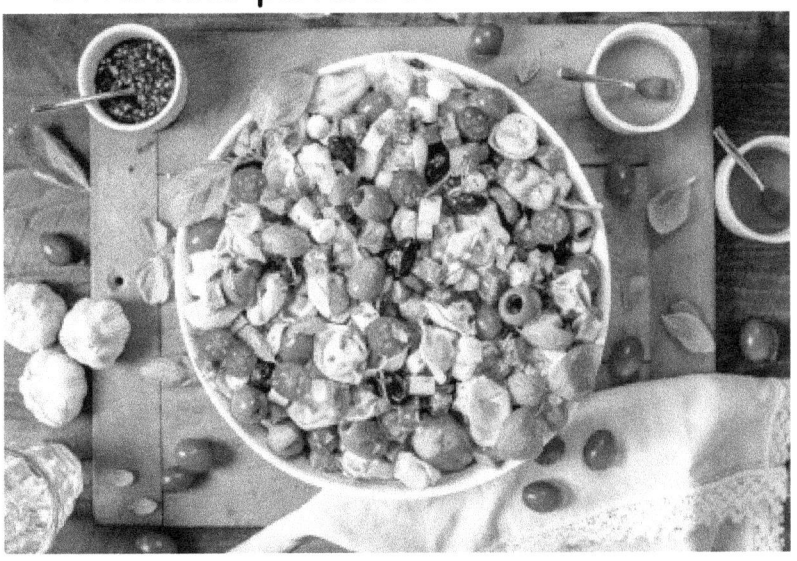

INGREDIENSER

- 1 paket (9 uns) kyld tricolor osttortellini
- 2 dl klippta sockerärtor 2 dl babymorötter
- 2 dl broccolibuktor
- 2 matskedar pesto
- 1 dl körsbärstomater, halverade
- $\frac{1}{4}$ tesked mald svartpeppar Färsk basilika (valfritt)

a) Lägg tortellini i en stor kastrull med kokande vatten. Koka enligt förpackningens anvisningar, rör om då och då. Tillsätt sockerärtorna, morötterna och broccolin och koka de sista 3 minuterna, eller tills de är mjuka men fortfarande knapriga.

b) Häll av pastan och grönsakerna och skölj med kallt vatten. Lägg i en stor skål och blanda med peston. Vänd försiktigt ner tomater, oliver och peppar. Garnera med basilika, om du använder.

60. Korn- och bönsallad

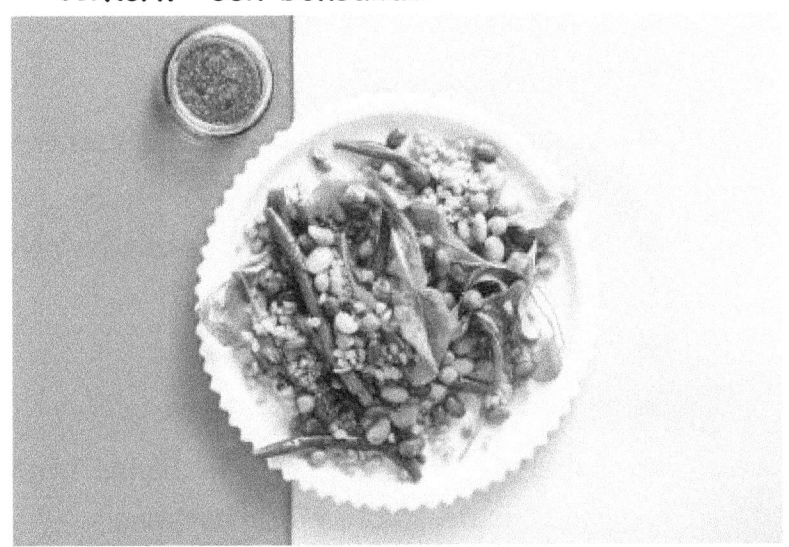

INGREDIENSER

- 1 kopp korn
- 3 matskedar olivolja
- 1 purjolök, endast vita och ljusgröna delar, tunt skivad
- ½ butternut squash, skalad och hackad (ca 2 dl)
- ¼ kopp vatten
- 3 msk hackad färsk persilja
- 1 burk (15 ounce) svarta bönor utan salttillsats, sköljda och avrunna
- ½ tsk salt
- 2 msk citronsaft

a) Värm under tiden 2 matskedar av oljan i en stor stekpanna på medelhög värme. Tillsätt purjolöken och squashen och koka, rör om eller rör om, tills de mjuknat något och fått lite färg, cirka 10 minuter. Tillsätt vattnet och hälften av persiljan och koka 2 till 3 minuter längre. Överför grönsakerna till en stor skål.

b) Tillsätt korn, svarta bönor, salt och resterande 1 msk olja och resterande persilja. Rör om för att kombinera. Lägg i pinjenötter. Smaka av med citronsaft och peppar. Garnera med citronskal om så önskas.

61. **Spenatsallad med avokado**

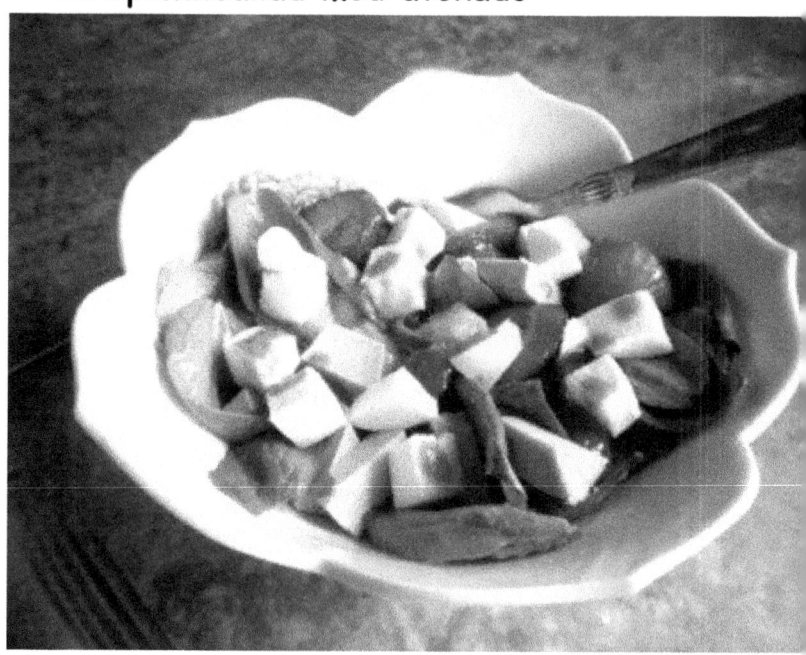

INGREDIENSER

- 2 koppar skalade och skivade jordgubbar
- 2 matskedar extra virgin olivolja
- 2 matskedar honung
- 1 msk balsamvinäger
- ½ tsk salt
- 1/8 tsk mald svartpeppar
- 1 påse (6 uns) babyspenat
- 1 mogen medium mango
- 5 uns färsk mozzarella, skuren i små bitar
- 3 msk hackad mandel, rostad

a) Lägg ½ kopp av jordgubbarna, oljan, honungen och balsamvinägern i en matberedare. Bearbeta tills den är slät. Skrapa ner i en salladsskål och rör ner salt och peppar.

b) Tillsätt spenaten, mangon och de återstående 1½ kopparna jordgubbar till dressingen och blanda om väl. Strö mozzarella, avokado och mandel över toppen.

62. Fransk linssallad

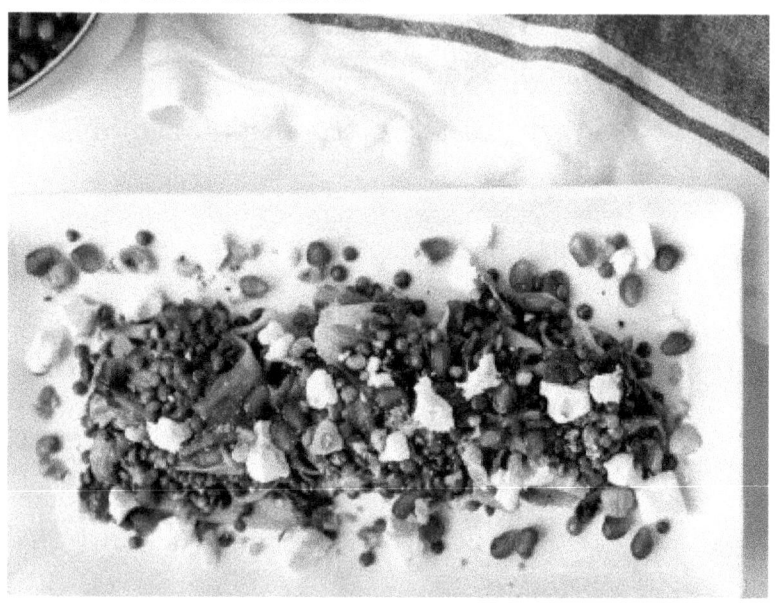

INGREDIENSER

- 1 kopp franska eller bruna linser
- 3 dl grönsaksbuljong med reducerad natriumhalt
- 2 lagerblad
- 2 hela vitlöksklyftor, skalade
- 2 msk rödvinsvinäger
- ¼ tesked salt
- ¼ tesked nymalen svartpeppar
- 1 morot, strimlad
- 2 msk hackad persilja
- 1 stock (4 uns) örtad getost

a) Kombinera linser, buljong, lagerblad och vitlök i en medelstor kastrull och låt koka upp på medelhög värme. Så fort linserna når kokpunkten, sänk värmen så att blandningen puttrar. Täck över och låt sjuda i 25 till 30 minuter, eller tills linserna är mjuka. Häll av eventuell överflödig buljong. Ställ åt sidan vitlöksklyftorna. Kasta lagerbladen. Bred ut linserna på en bricka för att svalna.

b) Kombinera olja, vinäger, salt, peppar och reserverade vitlöksklyftor i en salladsskål. Vispa, krossa vitlöken, tills den är slät. Tillsätt linser, morot och persilja. Kasta två lager. Häll upp blandningen på 4 tallrikar.

c) Skär osten i 4 skivor. Ligg rakt. Pudra lätt på båda sidor med koriander. Lägg på ett fat i mikrovågsugn. Mikrovågsugn på medium i cirka 30 sekunder, eller bara tills osten är varm. Lägg en bit ost på varje sallad.

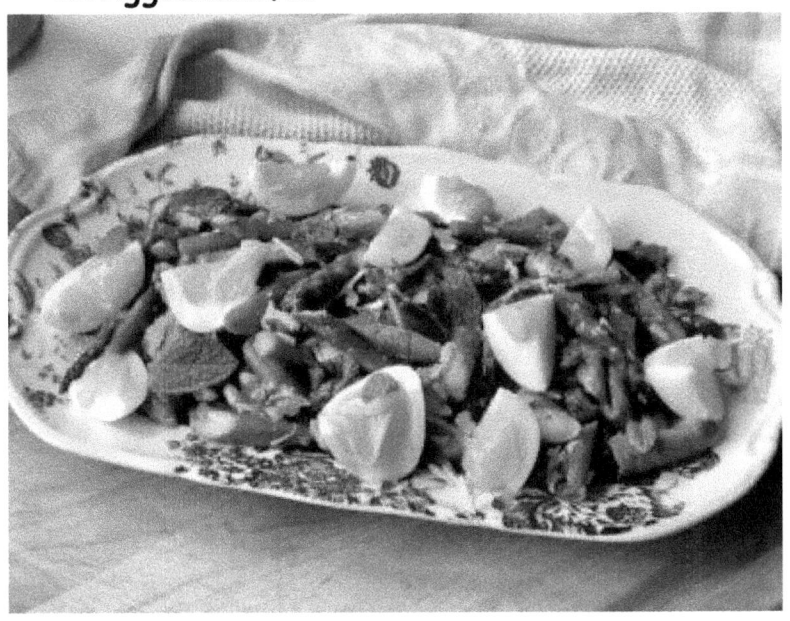

63. Äggsalladsfat

INGREDIENSER

- 6 stora ägg, hårdkokta och skalade (kasta 3 äggulor)
- 3 vinbär selleri, hackad
- $\frac{1}{2}$ kopp skalad, hackad växthusgurka
- 3 rädisor, hackade
- 2 salladslökar, tunt skivade, eller $\frac{1}{4}$ kopp hackad söt vit lök
- 2 matskedar klippt färsk dill
- $\frac{1}{2}$ tsk kornig senap
- $\frac{1}{2}$ tsk nymalen svartpeppar
- 1/8 tsk salt Bladsallat, till servering
- 2 stora tomater, skurna i klyftor
- 8 st Wasa knäckebröd, till servering

a) Hacka ägg och äggvita grovt och lägg i en medelstor skål. Tillsätt selleri, gurka, rädisor, salladslök, majonnäs, dill, senap, peppar och salt och blanda väl.

b) Lägg upp salladsbladen på ett fat eller tallrikar. Lägg salladen ovanpå och omgärda med tomatklyftorna. Servera med knäckebröden .

64. Klassisk grekisk räksallad

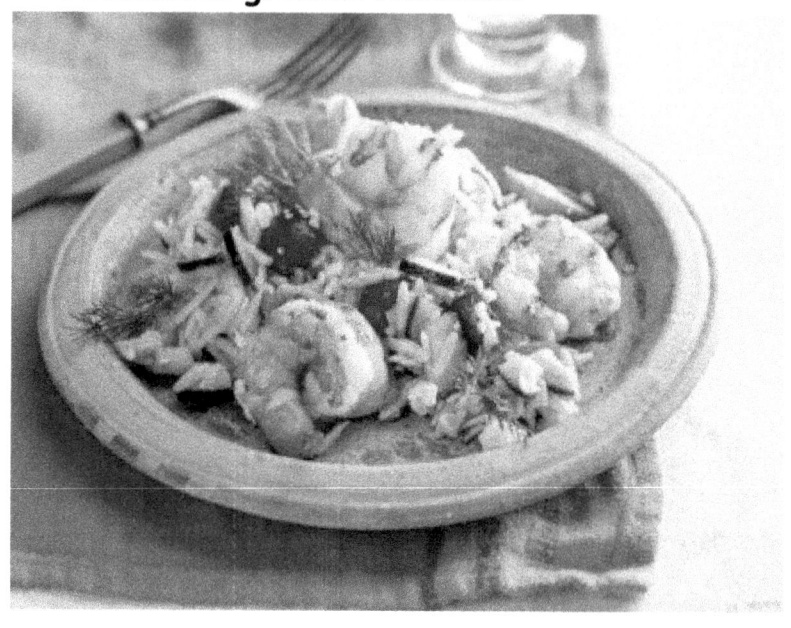

INGREDIENSER

- 2 matskedar olivolja
- 1 msk citronsaft
- 1 msk rödvinsvinäger
- ½ tesked torkad oregano, smulad
- ½ tsk nymalen svartpeppar
- 2 stora röda tomater, skurna i bitar
- 1 burk (15 uns) kikärter, sköljda och avrunna
- 2 dl skalad, hackad gurka
- ½ kopp tunt skivad rödlök
- ½ kopp grovhackad färsk plattbladig persilja
- 3/4 pund skalade kokta räkor, tinade om de är frysta
- 4 koppar taggblandade grönsaker, såsom escarole och romansallad
- 2 uns fetaost, hackad

a) Kombinera olja, citronsaft, vinäger, oregano och peppar i en stor salladsskål och blanda med en gaffel tills det blandas.

b) Tillsätt tomater, kikärter, gurka, rödlök, persilja, oliver och räkor. Rör om för att blanda väl. Låt salladen stå i 15 minuter så att smakerna får tid att kombineras.

c) Tillsätt grönsakerna och fetaosten och rör om igen.

65. Festlig kalkonsallad

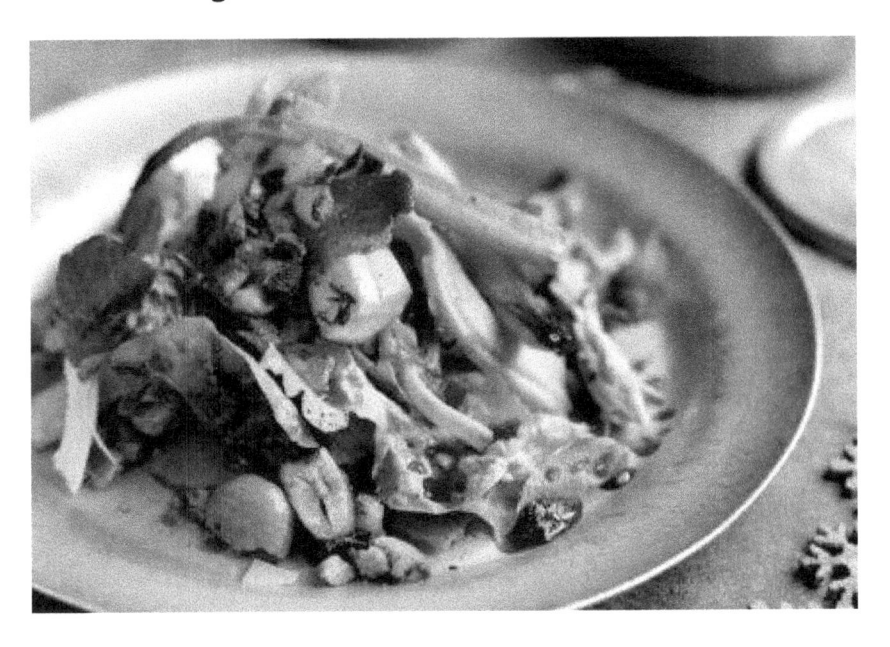

INGREDIENSER

- 1 1/2 dl hackat kokt kalkonbröst
- 1 kopp tärnad selleri
- 3 koppar råa röda läckra äpplen med skal
- 1/4 kopp grovt hackade pekannötter
- 3 msk. vanlig majonnäs
- 1/2 kopp geléad tranbärssås
- 1/8 tsk. paprika
- 1/8 tsk. torr senap
- 1/8 tsk. peppar
- 1 msk. vinäger
- 2 msk. vegetabilisk olja

a) Blanda de första fem ingredienserna i en stor skål. Blanda väl. Täck och kyl ordentligt. Servera med fransk tranbärsdressing.

b) Dressing: Blanda de fyra första ingredienserna till dressingen i en liten skål, rör om med en trådvisp tills den är slät.

c) Tillsätt gradvis vinäger till tranbärsblandningen, omväxlande med olja, börja och avsluta med vinäger. Rör om väl vid varje tillsats.

66. Currykorn och räkorsallad

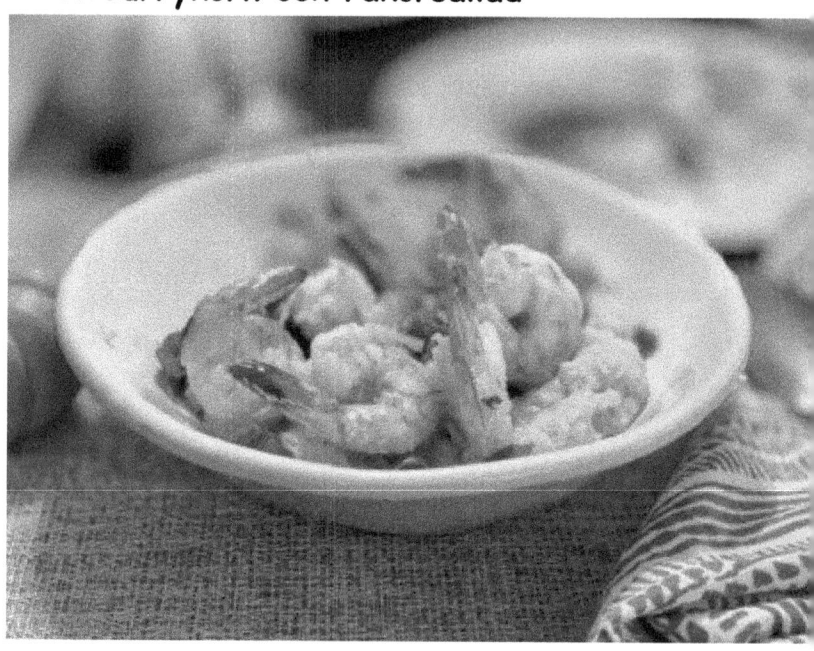

INGREDIENSER

- 1 kopp korn
- 1 tsk currypulver
- ½ tsk gurkmeja Saft av 4 limefrukter
- 1 matsked vegetabilisk olja
- ½ jalapeño chilipeppar, kärnad och finhackad
- 1 vitlöksklyfta, finhackad
- ¼ tesked salt 1 pund kokta räkor, skalade och rensade
- 2 tomater, kärnade och hackade (ca 1 ½ dl)
- 1 grön paprika, kärnad och hackad
- 1 gurka, skalad, kärnad och hackad
- 12 koppar babygrönt
- ¼ kopp hackad färsk basilika
- 2 uns halvmjuk getost, smulad

a) Koka upp 3 dl vatten i en stor kastrull. Rör ner korn, curry och gurkmeja. Täck över och sänk värmen till låg. Koka i cirka 45 minuter, eller tills vattnet absorberats och kornet är mört. Ta av från värmen och låt stå utan lock för att svalna något.

b) Vispa under tiden ihop limejuice, olja, chilipeppar, vitlök och salt i en stor skål. Tillsätt räkor, tomater, paprika, gurka och korn. Kasta två lager.

67. Penne à la Norma

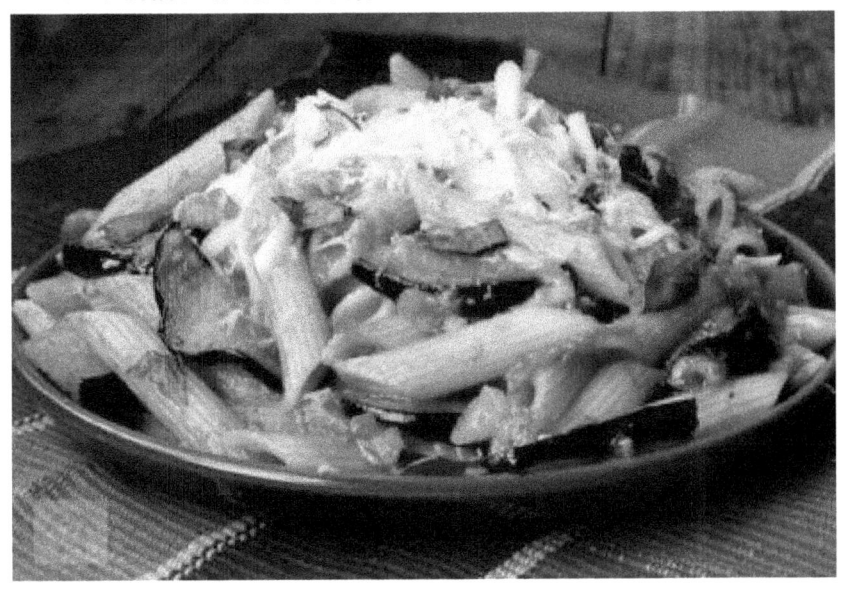

INGREDIENSER

- 1 aubergine, fint skivad och i fjärdedelar
- 1 1/2 msk salt
- 4 msk extra virgin olivolja
- 1 kopp tomatsås
- 150 g Loprofin Penne Pasta
- 1/3 kopp lågproteinost
- 5 färska basilikablad

a) Stek auberginen i olivoljan i 2 omgångar tills den är mjuk och gyllene. Ställ åt sidan och håll värmen.

b) Häll tomatsåsen i en kastrull och värm igenom.

c) Koka under tiden Loprofin Penne enligt anvisningarna på förpackningen, låt rinna av och reservera lite av kokvattnet.

d) Tillsätt pastan i den uppvärmda tomatsåsen. Om pastan är lite kladdig, lossa den med det reserverade kokvattnet.

e) Överför till ett serveringsfat, skeda över eventuell återstående sås och lägg auberginen ovanpå . Strimla basilikan ovanpå och strö över lågproteinosten.

68. GAZPACHO

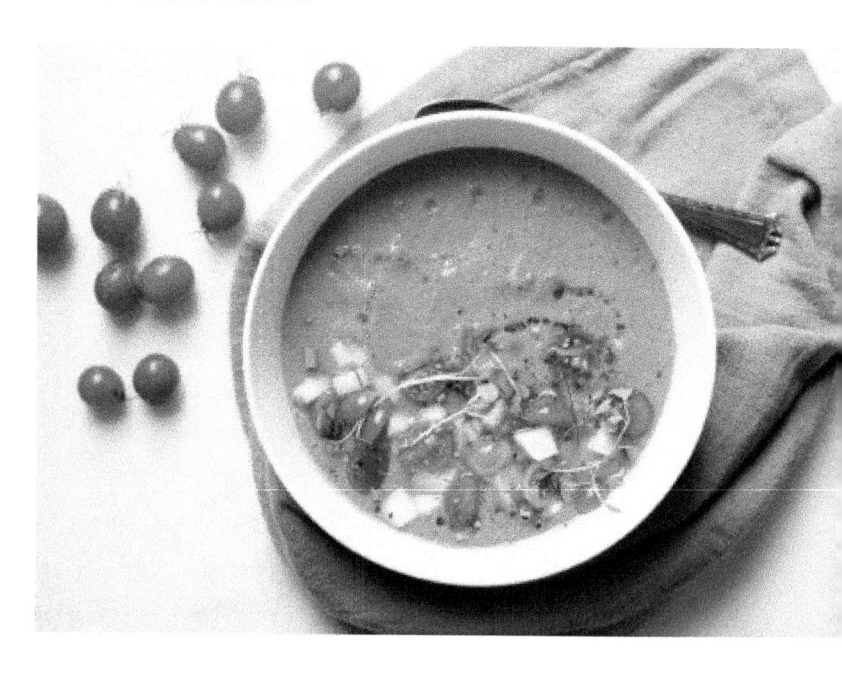

INGREDIENSER

- ½ gurka, urkärnad och skalad
- 400 g tomater, hackade
- 1 röd paprika, urkärnad och hackad
- 2 vitlöksklyftor, skalade och krossade
- 1 tsk spiskumminpulver
- 2 msk vinäger
- 40g Bröd med låg proteinhalt, blötlagd i vatten

a) Tillsätt alla ingredienser i en mixer och mixa tills det är slätt.

b) Kyl i 20 minuter och servera.

69. BRAISERAD RÖDKÅL

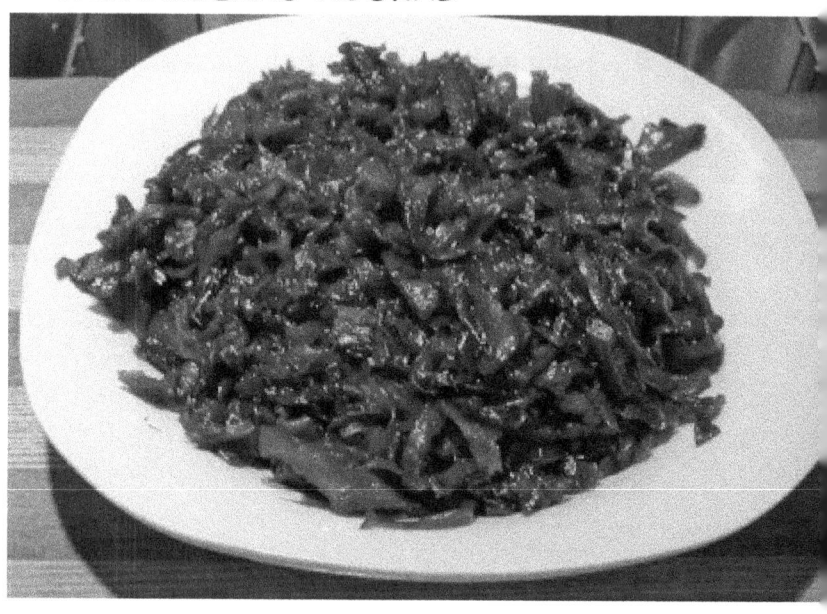

INGREDIENSER

- 40 g smör

- 40 g farinsocker

- ½ rödkål, fint skivad

- 200 g grönsaksfond

- 3 msk cidervinäger

- ½ tsk kanel

- 2 äpplen, skalade, urkärnade och tärnade

a) Häll smöret och sockret i en kastrull på medelvärme och rör tills smöret har smält och sockret har löst sig.

b) Tillsätt kålen och låt svettas i 5 minuter.

c) Häll i fonden, cidervinäger och kanel, rör om och koka i 10 minuter.

d) Tillsätt äpplena och låt koka i ytterligare 15 minuter under konstant omrörning tills fonden har minskat.

70. FRANSK LÖKSOPPA

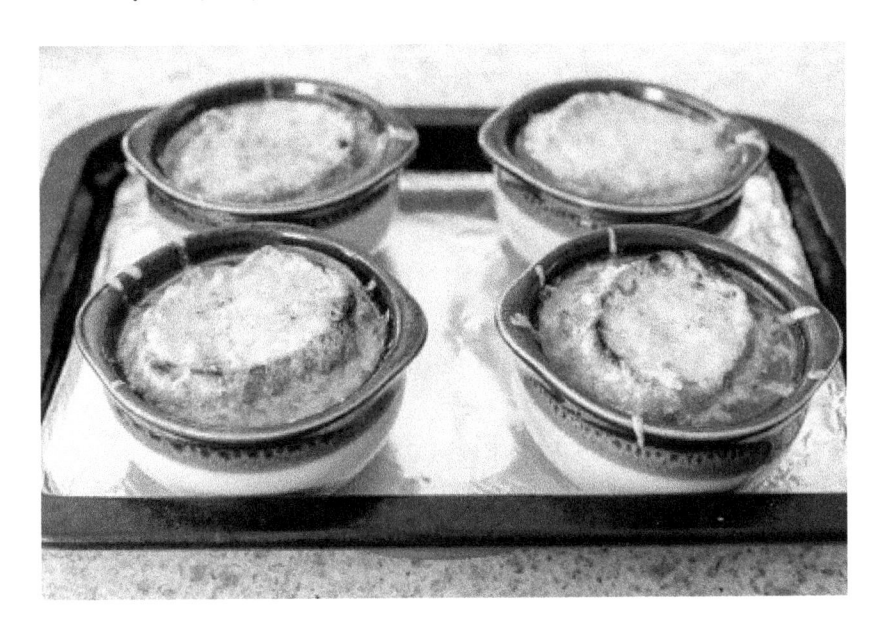

INGREDIENSER

- 30 g smör
- 20 ml olja
- 3 lökar, skalade och fint skivade
- 2 msk mörkt farinsocker
- 500 ml grönsaksfond
- 4 skivor lågproteinbaguette
- 40g mogen cheddarsmak

a) Hetta upp smör och olja i en stor stekpanna på medelvärme.

b) Tillsätt löken och koka i cirka 10 minuter tills den mjuknat.

c) Tillsätt sockret till löken och rör i ca 5-10 minuter tills de är mörkbruna. Detta kommer att karamellisera löken.

d) Tillsätt grönsaksbuljongen och låt sjuda i 15-20 minuter.

e) Häll soppan i en ugnssäker skål och lägg baguetteskivorna ovanpå så att de täcker. Toppa med osten

f) Lägg under grillen på hög värme, tills osten smält.

FJÄDERFÄN

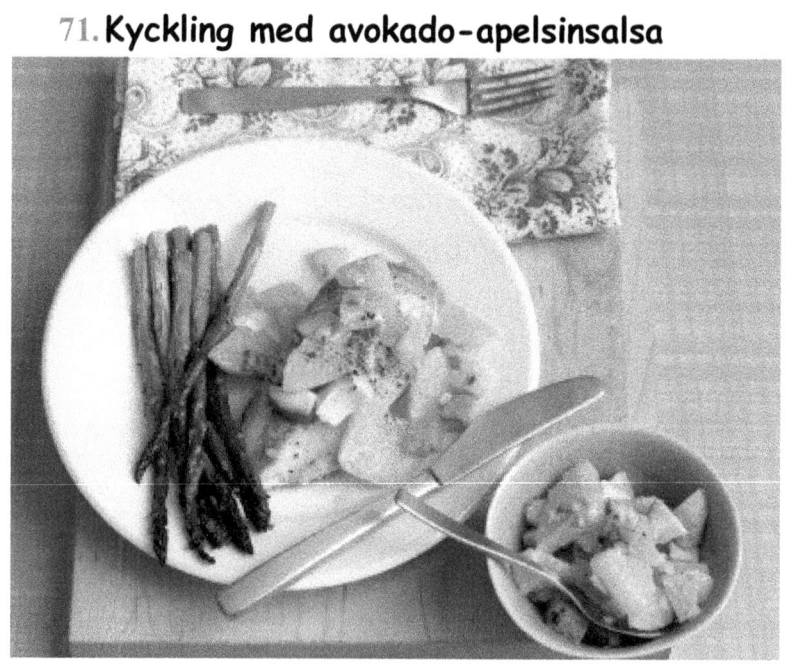

71. Kyckling med avokado-apelsinsalsa

INGREDIENSER

- 4 benfria, skinnfria kycklingbrösthalvor (1½ pund)
- 4 koppar vatten
- ½ tsk + 1/8 tsk salt
- 1 kopp mandarin apelsiner packade i vatten eller egen juice
- 4 rädisor, tunt skivade
- ¼ kopp hackad färsk basilika + ytterligare till garnering

a) Kombinera kycklingen, vattnet och ½ tsk salt i en stor kastrull. Täck över och låt koka upp försiktigt på hög värme. Sänk värmen och låt puttra i 15 minuter, eller tills en termometer i den tjockaste delen visar 165°F.

b) Lägg mandarin i en skål. Tillsätt avokadon, rädisor, basilika och den återstående 1/8 tsk salt. Blanda försiktigt för att blanda.

c) Häll av kycklingbrösten, släng vätskan. Låt svalna i 5 minuter och skär sedan i ½" skivor. Dela apelsinblandningen mellan 4 tallrikar och lägg till en fjärdedel av kycklingskivorna i varje, ringla över kycklingen med juice från apelsinblandningen. Garnera med basilikablad, om du använder.

72. Kyckling och grönsaksstekt

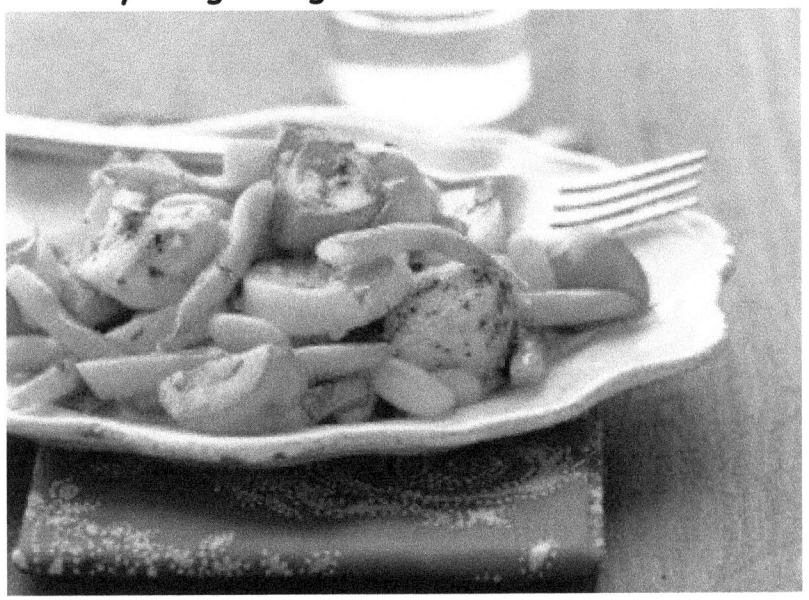

INGREDIENSER

- 1 ägg
- 1 matsked vatten
- ¼ kopp malda linfrö
- ¼ kopp universalmjöl
- ½ tsk salt
- 4 benfria, skinnfria kycklingbröst
- 1 lök, skär i ½" klyftor
- 1 zucchini, halverad på längden och skivad
- 2 dl druvtomater, halverade
- 1 tsk torkad basilika
- 2 koppar kokt fullkornscouscous

a) Lägg ägget och vattnet i en grund form och vispa ihop. Kombinera linfrö, mjöl och salt i en annan grund form. Doppa kycklingen i äggblandningen och sedan i linfröblandningen. Lägg kycklingen på det förberedda arket. Grädda, vänd en gång, i 15 minuter, eller tills en termometer i mitten når 160°F.

b) Belägg under tiden en stor stekpanna med matlagningsspray och värm oljan på medelhög värme. Tillsätt löken och zucchinin och koka under omrörning i 5 minuter, eller tills de fått fin färg. Tillsätt tomater och basilika och koka i 3 minuter, eller tills de är mjuka. Ta bort från värmen. Pressa citronen över tomatblandningen och rör om.

73. Apelsin kyckling och broccoli

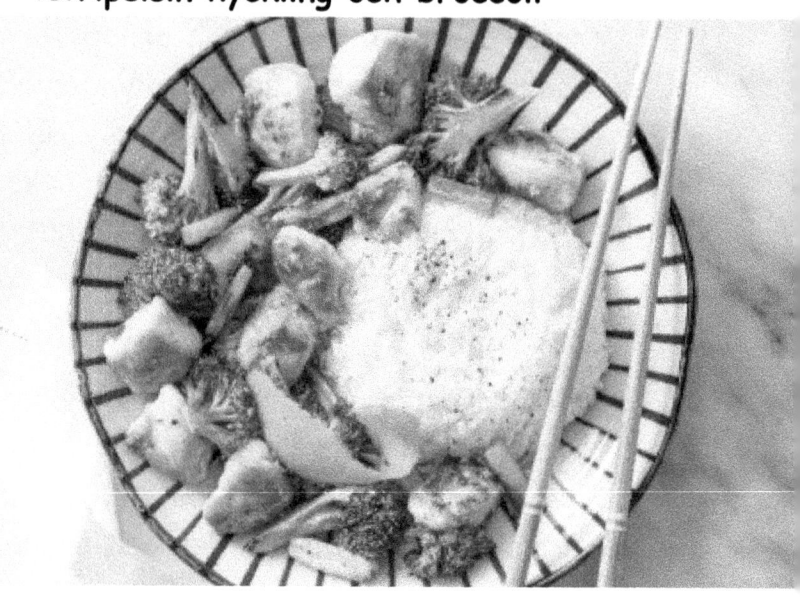

INGREDIENSER

- 2 knippen broccoli
- ½ kopp apelsinjuice
- 2 matskedar sojasås med reducerad natrium
- 2 tsk majsstärkelse
- 2 msk apelsinmarmelad
- 1¼ pund kycklingmör
- 3 salladslökar, skivade
- 3 stora vitlöksklyftor, hackade
- 1 msk finhackad färsk ingefära
- Nypa rödpepparflingor
- 1/3 kopp kycklingbuljong med reducerad natriumhalt
- 1 röd paprika, tunt skivad

a) Kombinera apelsinjuice, sojasås, majsstärkelse och apelsinmarmelad i en liten skål. Rör om tills det blandas.

b) värm oljan på medelhög värme. Tillsätt kycklingen och koka, rör om ofta, i 2 till 3 minuter, eller tills den är genomstekt. Tillsätt salladslöken, vitlöken, ingefäran och rödpepparflingorna och rör om.

c) Tillsätt buljongen och broccolin till blandningen i woken och sänk värmen till medel. Täck över och koka i 2 minuter. Rör om såsen och lägg i woken tillsammans med kycklingen. Koka under konstant omrörning i 1 till 2 minuter.

74. Szechuan kyckling och ris

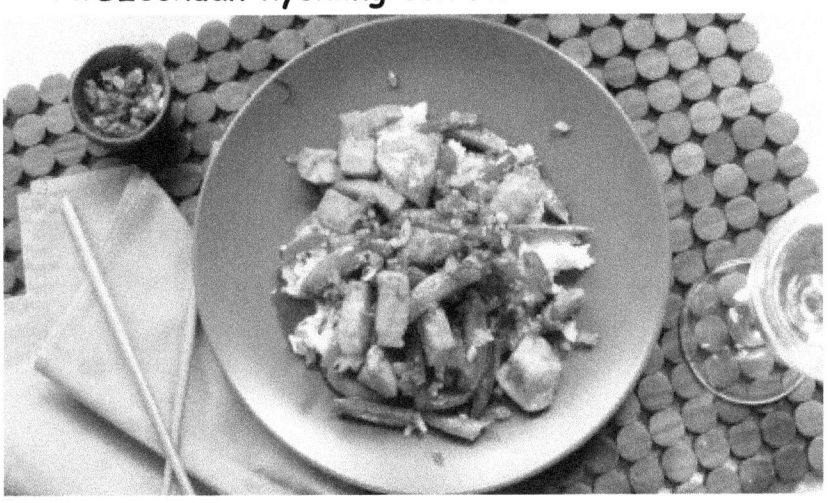

INGREDIENSER

- 1 tsk finhackad vitlök
- 1 tsk riven färsk ingefära
- $\frac{1}{2}$ tesked citron-peppar krydda
- $\frac{1}{2}$ tsk krossade fänkålsfrön
- Nypa mald kryddnejlika
- 1 pund kycklingmör
- 12 uns bok choy
- $\frac{1}{4}$ kopp kycklingbuljong
- 1 matsked sojasås med reducerad natrium
- 2 2/3 koppar kokt brunt ris

a) Kombinera vitlök, ingefära, citronpepparkrydda, fänkålsfrön och kryddnejlika i en stor skål. Tillsätt kycklingen.

b) Tillsätt oljan i pannan och rör runt för att täcka pannan. Lägg kycklingbitarna i pannan så att de separeras. Koka i 1 till 2 minuter, eller tills kycklingen börjar få färg på botten. Vänd och koka i 1 minut längre, tills de fått färg.

c) Sänk värmen till medium. Tillsätt bok choy. Koka, rör om, i cirka 2 minuter, eller tills bok choybladen vissnar. Tillsätt buljongen och sojasåsen. Koka upp nästan. Sänk värmen och låt sjuda i 2 minuter .

75. Kyckling med päron och valnötter

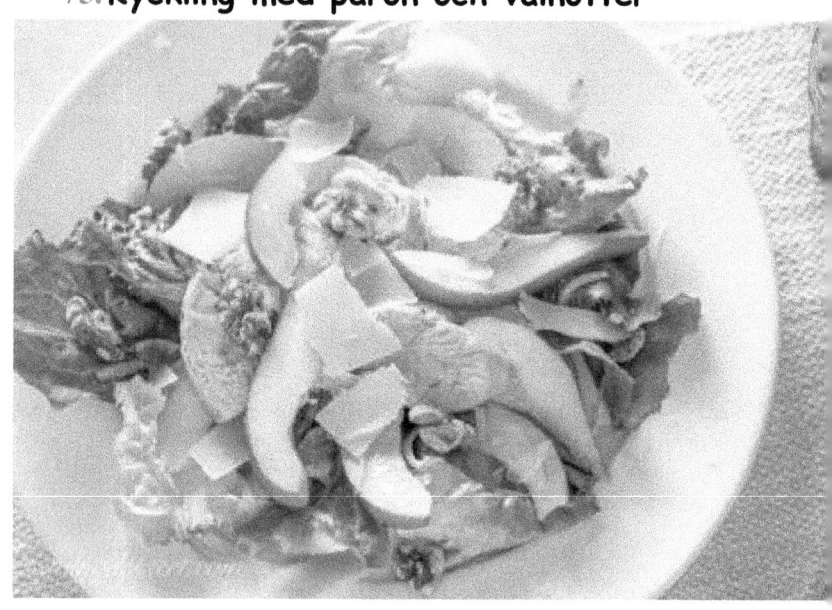

INGREDIENSER

- 2 msk universalmjöl
- ½ tsk salt
- ¼ tesked nymalen svartpeppar
- 2 stora benfria, skinnfria kycklingbröst
- 2 msk rapsolja
- 1 stor lök, skuren i klyftor
- 2 medelstora päron, halverade, urkärnade och skivade
- 1 påse (6 uns) babyspenat
- ½ kopp äppelcider eller äppeljuice
- 1½ tsk färska timjanblad
- ½ kopp smulad ädelost med reducerad fetthalt

a) Blanda mjöl, salt och peppar i en grund form. Muddra kycklingen i blandningen och ställ åt sidan.

b) Värm 1 matsked olja i en stor stekpanna på medelhög värme. Tillsätt löken och koka i 5 minuter, eller tills den fått lite färg. Tillsätt päronen och koka i 3 minuter, eller tills de fått lite färg. Tillsätt spenaten och koka i 1 minut, eller tills den vissnat. Lägg blandningen på ett serveringsfat.

c) Koka kycklingen, vänd en gång, i 6 till 8 minuter, eller tills den fått färg. Tillsätt cider och timjan och låt koka upp.

d) Lägg kycklingen på spenatblandningen, ringla över ciderblandningen och strö över osten och valnötterna.

76. Mexikansk kyckling med pumpafrön

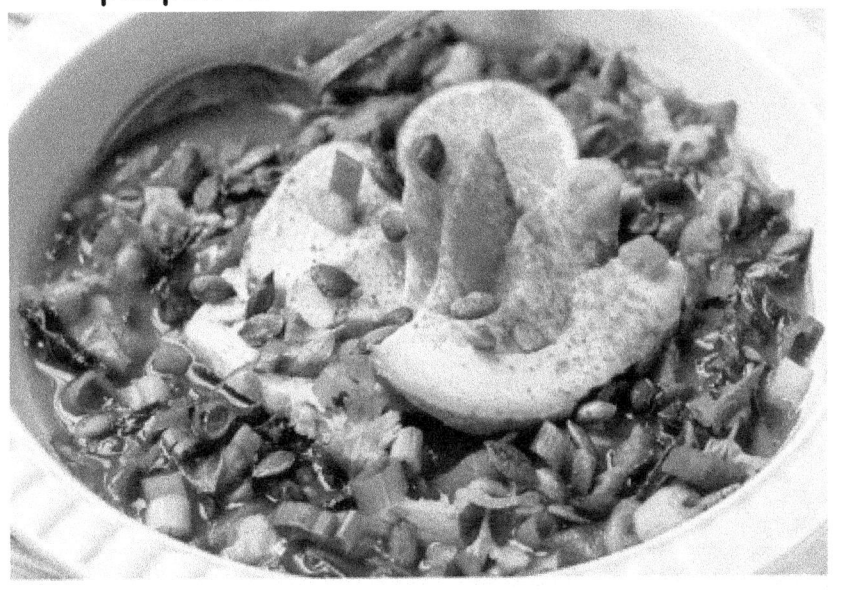

INGREDIENSER

- 2 tsk rapsolja
- ½ lök, hackad
- ½ röd paprika, hackad
- 1 tsk malen spiskummin
- 1 tsk hackad färsk oregano
- ¼ tesked salt
- 1 matsked mjöl
- ¼ tesked nymalen svartpeppar
- 1 dl kycklingbuljong med reducerad natriumhalt
- 1 pund kycklingmör
- 3 koppar kokt vildris Färsk koriander för garnering (valfritt)

a) Värm oljan i en stor nonstick-panna på medelhög värme. Tillsätt lök, paprika, spiskummin, oregano och salt. Rör om för att blanda. Täck över och koka på medelvärme, rör om då och då, i 3 minuter, eller tills grönsakerna har mjuknat.

b) Tillsätt mjöl och svartpeppar. Rör om så att mjölet täcker grönsakerna ordentligt. Tillsätt buljongen och koka under konstant omrörning i 2 minuter, eller tills den tjocknat. Tillsätt kycklingen. Täck över och låt sjuda i 10 minuter, eller tills kycklingen är genomstekt. Tillsätt pumpafröna och rör ner i såsen.

77. Bakad citronkyckling

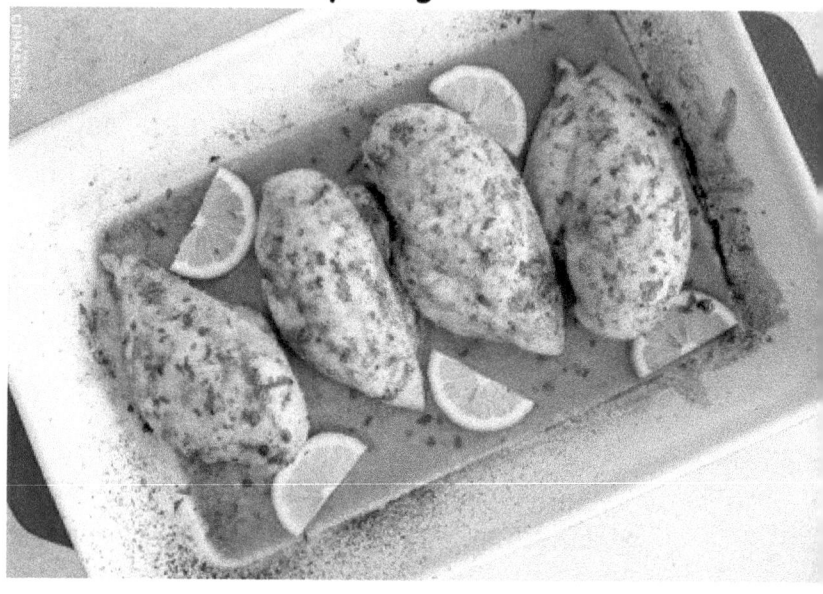

INGREDIENSER

- 1 msk extra virgin olivolja
- Rivet skal och saft av 1 citron
- 1 msk finhackad vitlök
- 1 tsk torkad oregano
- ¼ tesked salt
- 3/4 tsk mald svartpeppar
- 3/4 tsk paprika
- 4 kycklingben eller lår utan skinn,
- 1 medelstor röd paprika
- 1 medelstor orange paprika
- 2 medelstora Yukon guldpotatisar
- 1 medelstor rödlök, skuren i 8 klyftor
- Hackad färsk mynta eller persilja

a) Tillsätt olja, citronskal, citronsaft, vitlök, oregano, salt, svartpeppar och paprika.

b) Lägg kycklingen på ena sidan av pannan och paprikan, potatisen och löken på den andra. Kasta för att täcka med kryddor.

c) Rosta i 20 minuter. Vänd på kycklingen och rör om grönsakerna. Rosta i ytterligare 20 till 25 minuter

d) Lägg upp kycklingen och grönsakerna på serveringsfat och strö 10 oliver över varje portion. Garnering

78. **Kyckling parmesan**

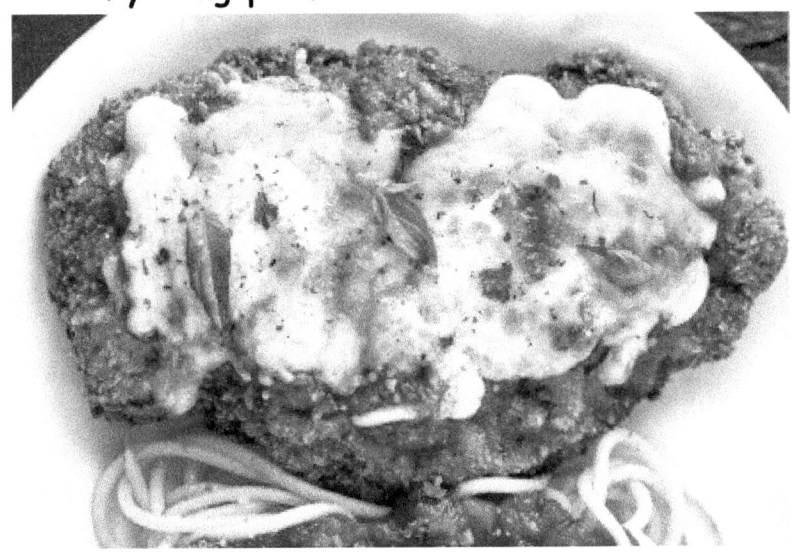

INGREDIENSER

- 1 ägg
- 1 matsked vatten
- ¼ kopp fullkornsbröd
- ½ tsk italiensk krydda
- 4 kycklingkotletter (ca 3 uns vardera)
- 2 koppar beredd marinarasås
- ¼ kopp delvis skummad mozzarellaost

a) Värm ugnen till 425°F. Klä en bakplåt med matlagningsspray.

b) Vispa ägget med vattnet i en grund form. Kombinera pinjenötter, brödsmulor och kryddor i en annan grund form. Doppa kycklingen i ägget och sedan i nötblandningen. Lägg kycklingen på den förberedda bakplåten.

c) Grädda i 10 minuter. Vänd på kycklingen och toppa var och en med ½ kopp av marinarasåsen och lite av osten. Grädda i 5 till 10 minuter längre, eller tills osten har smält och kycklingen är genomstekt.

79. Fylld kycklingrullad

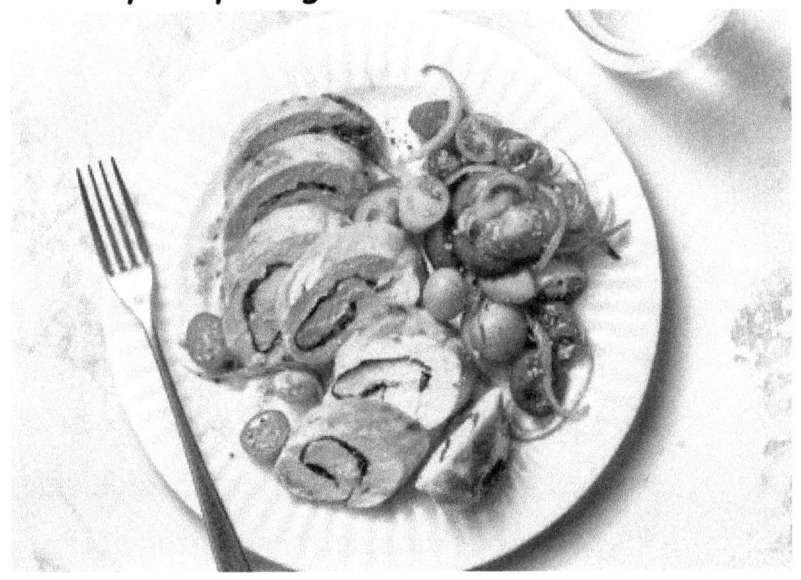

INGREDIENSER

- 4 uns multigrain spagetti , kokt
- ¼ kopp finhackad lök
- 1 vitlöksklyfta, finhackad
- ¼ tesked rödpepparflingor
- 2 tsk olivolja
- ¼ kopp riven
- parmesanost
- 1 paket fryst hackad spenat
- 4 st kycklingbröstkotletter , dunkade
- 2 msk hackade soltorkade tomater
- ½ kopp lågnatrium kycklingbuljong

a) koka lök, vitlök och pepparflingor i 1 tsk olja i 30 sekunder. Kombinera lökblandningen, parmesan och spenat i en liten skål.

b) Fördela lika stora mängder av tomat- och spenatblandningen över kotletterna. Rulla försiktigt ihop varje kotlett.

c) Tillsätt den återstående oljan i stekpannan och ställ på medelvärme. Tillsätt kycklingen och koka i ca 10 minuter. Tillsätt buljongen. Täck över och koka på låg värme i ca 7 minuter.

d) Koka de återstående juicerna i stekpannan i cirka 5 minuter, eller tills den reducerats till hälften. Kasta pasta och nötter i pannjuice.

80. Snygg kalkon chili

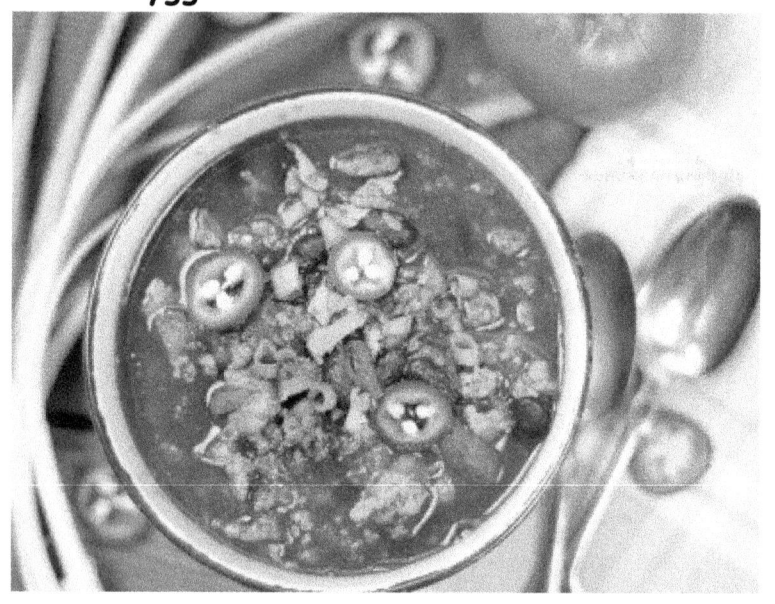

INGREDIENSER

- 2 pund magert kalkonbröst
- 1 stor lök, hackad
- 2 röda eller gula paprikor, hackade
- 4 stora vitlöksklyftor, hackade
- 3 matskedar tomatpuré
- 2 msk chilipulver
- 1 msk mald spiskummin
- 1 tsk torkad oregano
- 1 tsk salt
- 1 stor sötpotatis
- 1 burk (28 uns) tärnade tomater
- 1 burk (14 uns) kycklingbuljong
- 2 burkar blandade bönor
- 1 zucchini, hackad

a) Koka kalkon, lök och paprika, rör om ofta, i 8 minuter. Tillsätt vitlök, tomatpuré, chilipulver, spiskummin, oregano och salt. Koka under konstant omrörning i 1 minut.

b) Tillsätt sötpotatis, tärnade tomater, kycklingbuljong och chilipeppar, om du använder den. Koka upp.

c) Rör ner bönorna och zucchinin. Återgå till en sim. Täck över och låt sjuda i 30 minuter längre, rör om då och då, eller tills smakerna är väl blandade och grönsakerna är mjuka.

FISK & SKJUD

81. Lax med snöärtor

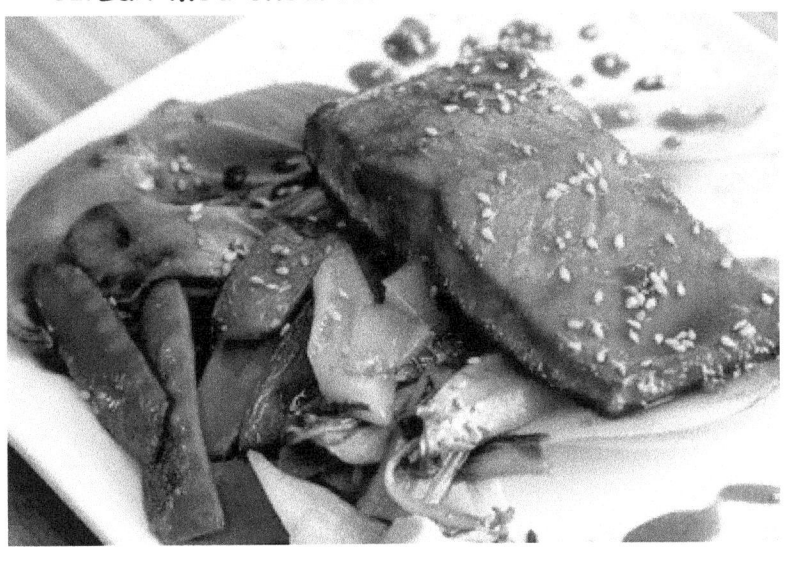

INGREDIENSER

- 4 skinnfria laxfiléer
- 1 tsk riven färsk ingefära
- 1 vitlöksklyfta, finhackad
- 1 msk färskpressad limejuice
- 2 teskedar sojasås med reducerad natrium
- 1 tsk rostad sesamolja
- 2 salladslökar, tunt skivade
- 1 pund snöärtor, putsade

a) Gnid in filéerna med ingefära och vitlök. Klä en ångkorg med matlagningsspray och arrangera filéerna i korgen.

b) Koka upp 2 tum vatten i en kastrull. Lägg ångkokkorgen i kastrullen och täck. Koka i 8 minuter.

c) Vispa under tiden ihop limejuice, sojasås, sesamolja och salladslök i en liten skål. Avsätta.

d) Efter att laxen har kokat i 8 minuter, toppa med snöärtorna och täck. Koka i cirka 4 minuter till, eller tills laxen är ogenomskinlig och snöärtorna är knapriga.

e) Gör en bädd av snöärtorna på 4 tallrikar, toppa med laxen, strö en fjärdedel av oliverna över varje portion och ringla över den reserverade såsen.

82. Zucchini-fylld sula

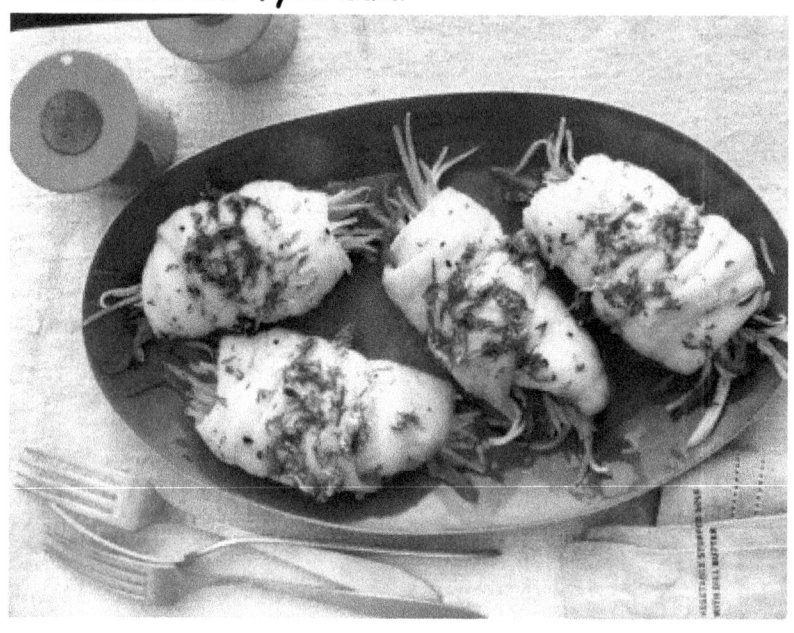

INGREDIENSER

- 2 tsk extra virgin olivolja
- 1 kopp tunt skivad zucchini
- 1 vitlöksklyfta, hackad
- 1 tsk salt & peppar
- 1 pund tunga filéer
- ¼ kopp torrt vitt vin, eller
- 2 msk grönsaksbuljong
- 1 msk smör
- ½ tsk citronskal & saft
- 1 tsk finhackad färsk persilja

a) Tillsätt zucchinin och vitlöken i oljan. Rör hela tiden i 2 till 3 minuter. krydda med salt och peppar.

b) Lägg varje filé på en plan yta och fördela $\frac{1}{4}$ av squashblandningen jämnt över toppen, lämna en $\frac{1}{2}$" marginal på båda ändarna. Rulla filén till en cylinder och fäst med en trähacka.

c) Tillsätt den återstående teskeden olja i stekpannan och ställ över medelvärme. Lägg i fiskrullarna, skarven uppåt. Koka i 2 minuter. Tillsätt vin- eller citronsaft-buljongblandningen. Sänk värmen till medel-låg, täck över och koka 5 minuter längre, eller tills fisken lätt flagnar med en gaffel.

83. Rostad flundra med kronärtskockor

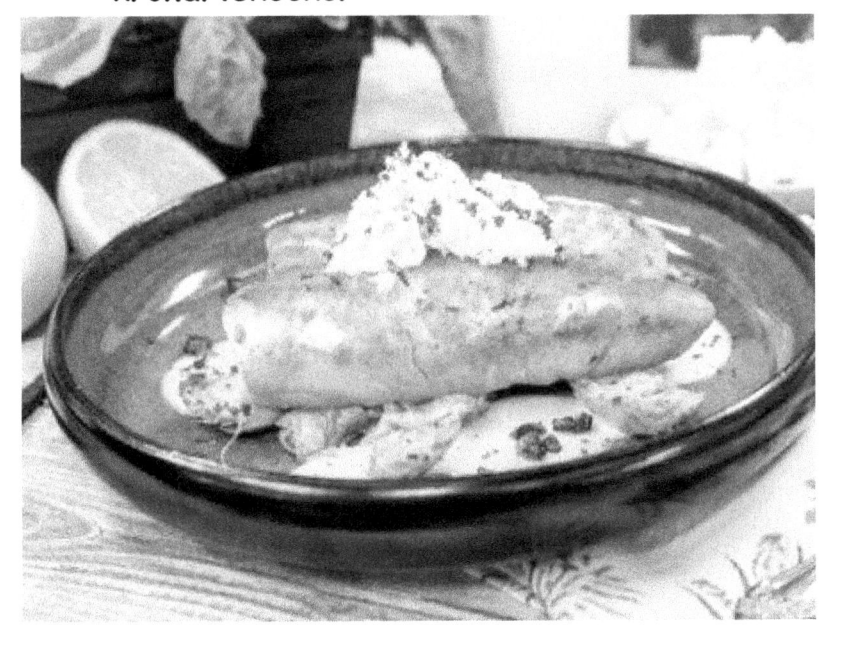

INGREDIENSER

- 2 stora rödlökar, skurna i ¼" klyftor
- 1 paket kronärtskockshjärtan
- 1 kopp små körsbärs- eller druvtomater
- 2 msk hackad persilja
- 1 tsk nyrivet apelsinskal
- 1 vitlöksklyfta, finhackad
- 4 skinnfria flundrafiléer

a) Kombinera löken och oljan i en 13" x 9" ugnsform. Kasta och bred sedan ut i ett jämnt lager.

b) Rosta löken i cirka 35 minuter, eller tills den är väldigt mjuk. Ta ut ur ugnen och rör ner kronärtskockorna och tomaterna.

c) Blanda persilja, apelsinskal och vitlök i en liten skål. Avsätta.

d) Öka ugnstemperaturen till 450°F. Skjut grönsakerna åt sidan av skålen och lägg i flundran, ordna det jämnt i pannan. Skeda grönsakerna över fisken och strö över persiljeblandningen.

e) Sätt tillbaka bakformen i ugnen och rosta tills fisken lätt flagnar med en gaffel

84. Helstekt torsk med fänkål

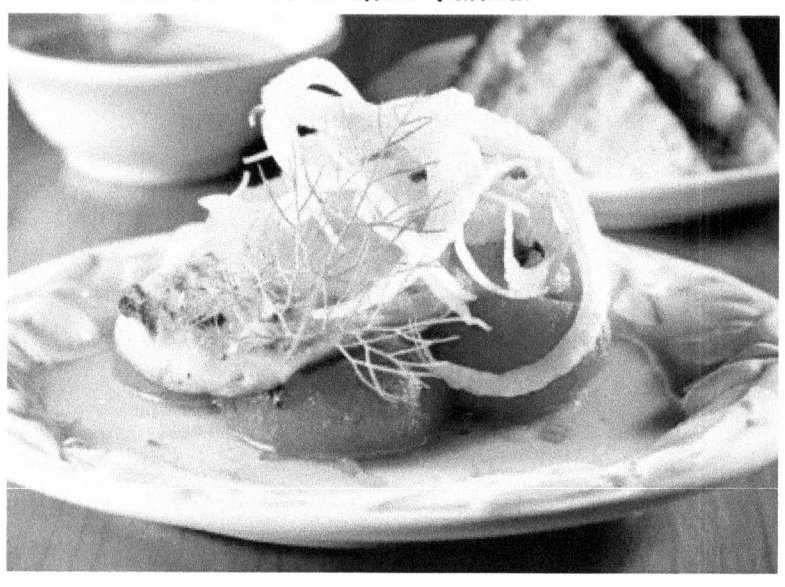

INGREDIENSER

- 1½ pund torskfiléer, skurna i 4 portioner
- 2 knippen fänkål (3/4 pund), trimmade, halverade och mycket tunt skivade korsvis
- 2 msk hackade fänkålsblad
- 1/3 kopp urkärnade kalamataoliver, halverade
- 1 dl hela färska bladpersilja, stjälkarna borttagna
- 1½ tsk citronsaft
- 1½ tsk olivolja
- 1/8 tsk salt

a) Värm ugnen till 400°F. Klä en ugnssäker stekpanna med matlagningsspray.

b) Skeda 1 matsked av peston på varje filé. Lägg i den förberedda stekpannan med utrymme emellan. Rosta i 9 minuter, eller tills fisken lätt flagnar. Ta bort från ugnen.

c) Blanda under tiden den skivade fänkålen och frön, oliver, persilja, citronsaft, olja och salt i en stor skål. Kasta två blandningar.

d) Dela salladen på 4 tallrikar och toppa var och en med fisk.

85. Ångad tilapia med pesto

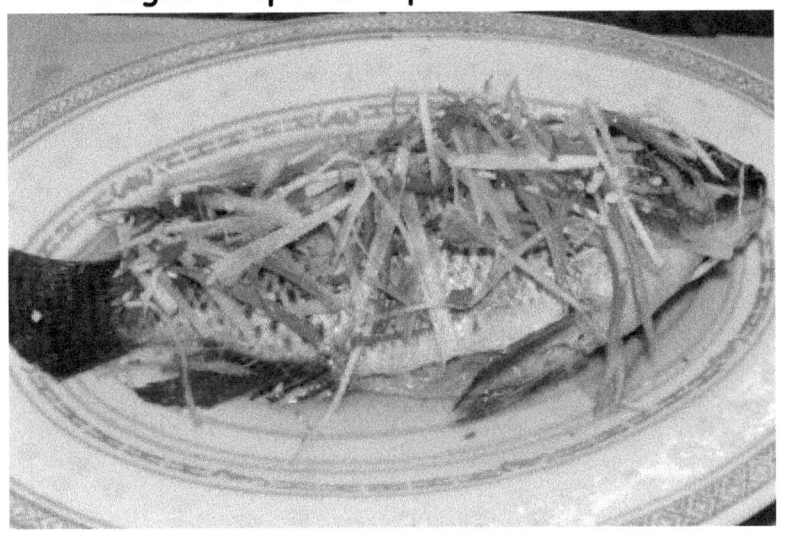

INGREDIENSER

- 6 dl babyspenat
- 1 röd paprika, tunt skivad
- 4 tilapiafiléer
- ½ tsk salt
- ¼ tesked nymalen svartpeppar

a) Värm ugnen till 450°F. Belägg ena sidan av fyra 12" x 20" ark av folie med matlagningsspray.

b) Översta hälften av varje folieark med 1 ½ dl spenat, en fjärdedel av paprikan och 1 tilapiafilé. Strö över salt och svartpeppar. Vik den andra halvan av varje folieark över fyllningen och krympa kanterna för att göra en tät försegling.

c) Lägg upp paketen på en stor plåt. Grädda i 10 till 12 minuter, eller tills paketen är puffade. Överför varje paket till en serveringsfat. Skär försiktigt toppen av varje så att ångan kan komma ut. Efter en minut, dra bort folien för att avslöja fisken. Kontrollera att fisken lätt flagnar när den testas med en gaffel.

d) Toppa varje portion med 1 msk pesto innan servering.

86. Vitlöksräkor

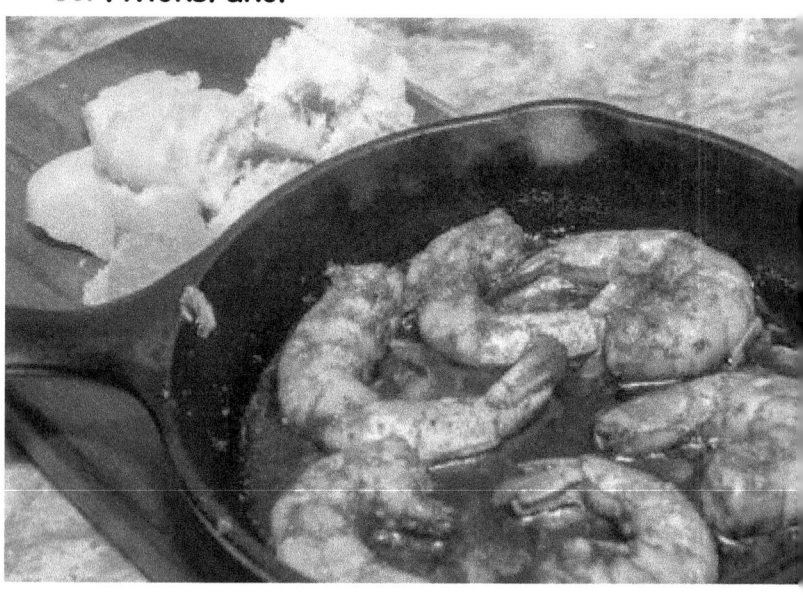

INGREDIENSER

- 2 röda paprikor, skurna i tunna strimlor
- ½ kärnfri gurka
- ¼ tesked salt
- 4 stora vitlöksklyftor, hackade
- 1 pund skalade och deveinerade räkor
- 1 msk rökt paprika
- ½ tsk nymalen svartpeppar
- 2 msk citronsaft

a) Lägg paprikorna i oljan , täck över och koka, rör om ofta, i cirka 5 minuter, eller tills de är mjuka. Tillsätt gurkan och 1/8 tesked av saltet, täck över och koka, rör om ofta, i 3 minuter, eller tills den är mjuk och genomskinlig. Överför grönsakerna till ett serveringsfat. Täck för att hålla värmen.

b) Kombinera vitlöken och återstående 3 matskedar olja i samma stekpanna på medelvärme. Koka, rör om, i cirka 1 minut, eller tills det doftar.

c) Rör ner räkorna och strö över paprika, svartpeppar och resterande 1/8 tsk salt. Koka, rör ofta, i 5 till 7 minuter .

d) Tillsätt sherry, om du använder, och citronsaft. Koka, rör om, i 1 minut, eller tills pannsaften är bubblig och tjocknat. Servera räkorna över grönsakerna.

87. Pilgrimsmusslor i jamaicansk stil

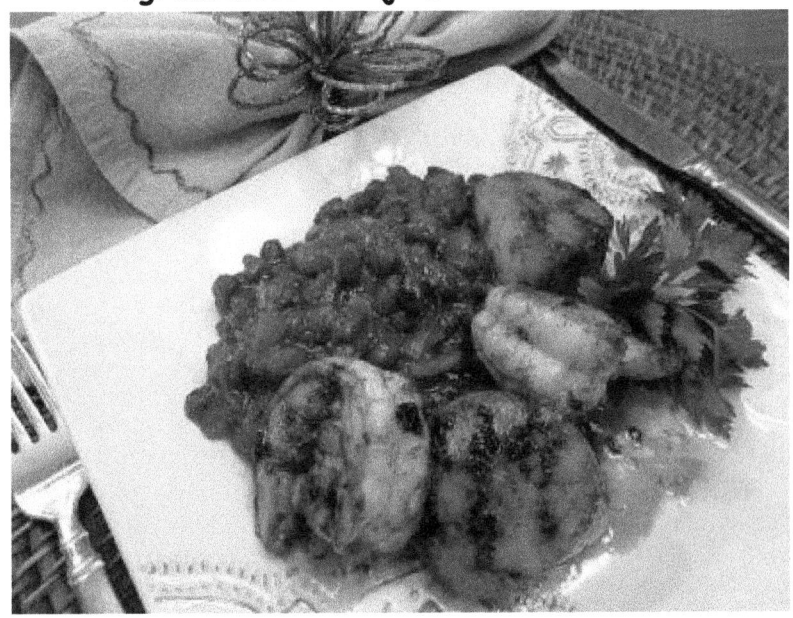

INGREDIENSER

- 16 havsmusslor
- 1 tsk karibisk jerkkrydda
- 1 burk svarta bönor utan tillsats av salt
- 1 tomat
- 1 mango, skalad och tärnad
- ½ rödlök, finhackad
- 1 liten jalapeño chilipeppar
- 2 msk limejuice
- 2 msk rapsolja
- 1 msk hackad koriander
- ¼ tesked mald spiskummin
- 1/8 tsk salt & svartpeppar
- 4 limeklyftor

a) Kombinera bönor, tomat, paprika, mango, lök, jalapeñopeppar, limejuice, 1 msk rapsolja, koriander, spiskummin, salt och peppar efter smak i en medelstor skål, blanda väl. Lätt att blanda smaker.

b) Värm under tiden en stekpanna på medelhög värme. Tillsätt den återstående matskeden olja och värm i 1 minut. Lägg i pilgrimsmusslorna i stekpannan. Koka i 1 till 2 minuter på varje sida, tills de är bruna överallt och ogenomskinliga i mitten. Ta upp till en tallrik.

88. Citronlinguine med pilgrimsmusslor

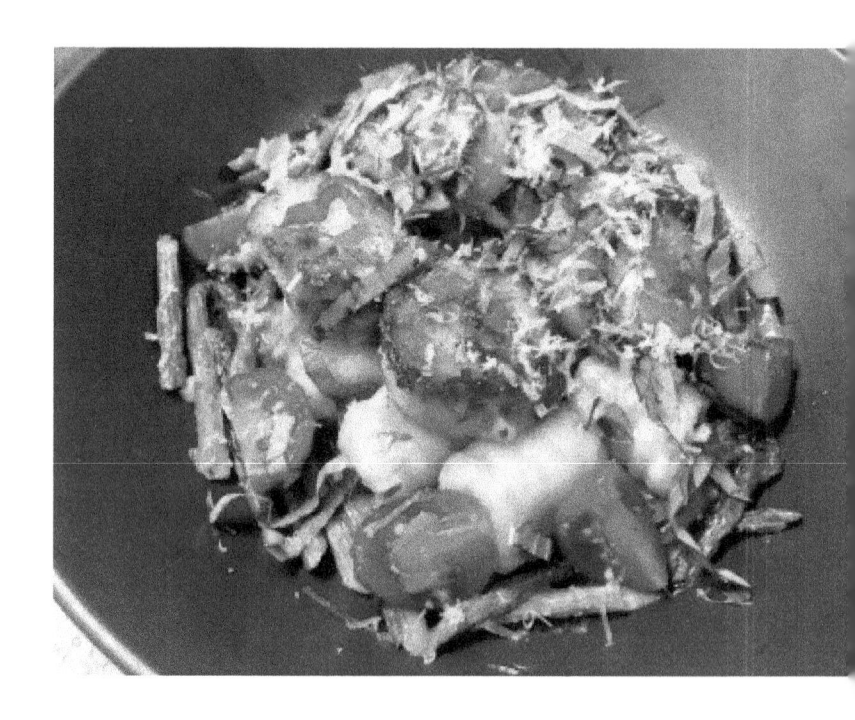

INGREDIENSER

- 1 knippe sparris
- 8 uns multigrain linguine
- 16 havsmusslor
- ¼ tesked salt
- 2 tsk olivolja
- 2 msk citronsaft

a) Koka upp 3 liter vatten i en stor kastrull. Tillsätt sparrisen och koka i 1 minut, eller tills den är ljusgrön och knaprig. Ta bort med en tång, skölj i kallt vatten och ställ åt sidan.

b) Koka linguinen i samma gryta i cirka 10 minuter, eller tills den är al dente.

c) Krydda under tiden pilgrimsmusslorna med peppar efter smak och 1/8 tsk salt. Värm en stor stekpanna över medelhög värme. Tillsätt oljan i pannan. Koka pilgrimsmusslor i 1 till 2 minuter på varje sida, tills de är bruna överallt och ogenomskinliga i mitten. Ta bort och ställ åt sidan.

d) I samma stekpanna, kombinera citronsaft, citronskal, ¼ kopp vatten och den återstående 1/8 teskeden salt.

e) Häll av pastan och blanda med sparris, hackad basilika, valnötter och citronsaftblandningen.

VEGETARIAN

89. Tofu Wokning

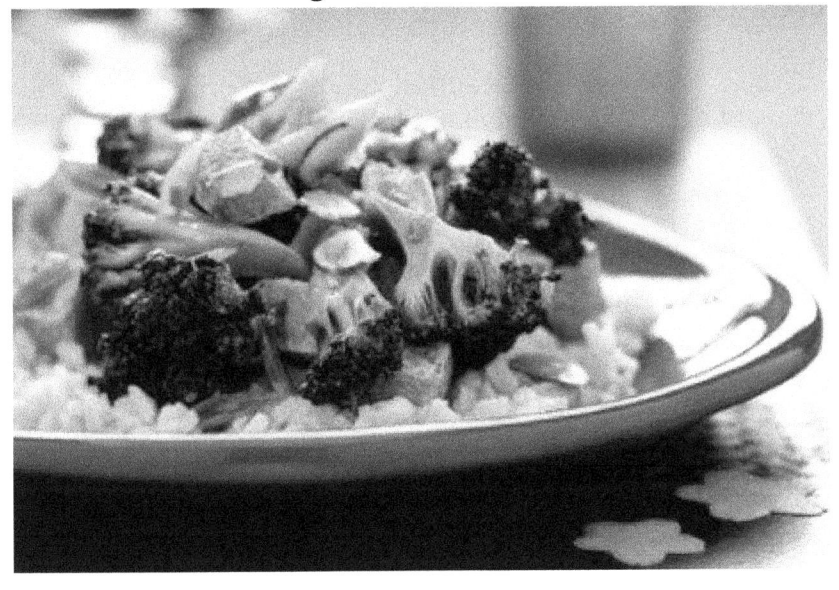

INGREDIENSER

- 1 paket (16 uns) fast tofu
- 4 koppar broccolibuktor
- 2 tsk sesamolja
- 2 tsk rapsolja
- 1 knippe salladslök, tunt skivad
- 1 msk finhackad vitlök
- 1 liten jalapeño chilipeppar, halverad, kärnad och finhackad (bär plasthandskar vid hantering)
- 3½ tsk sojasås

a) Medan tofun rinner av, ångkoka broccolin lätt i cirka 5 minuter, eller tills den är knaprig. Avsätta.

b) Bestryk en wok eller stor stekpanna med matlagningsspray. Ställ på hög värme i 1 minut. Tillsätt 1 tesked av varje olja. När den är varm, tillsätt tofun och koka i cirka 5 minuter, under konstant omrörning, tills den fått färg. Överför till en grund skål.

c) Tillsätt de återstående 2 tsk olja i woken, följt av salladslöken, vitlöken, paprikan och broccolin. Stek på medelhög värme i 2 minuter. Rör ner sojasås, mandel och tofun. Blanda försiktigt för att kombinera.

90. Kokos curried tofu

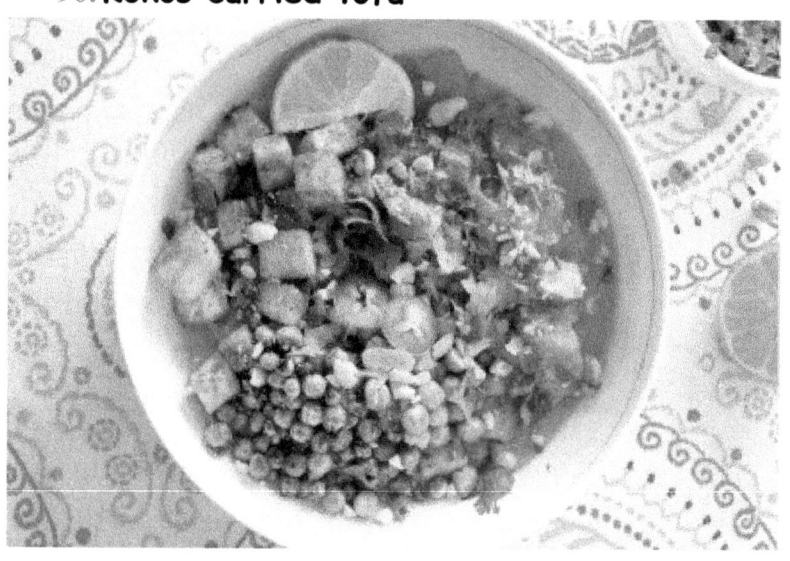

INGREDIENSER

- 1 kopp brunt basmatiris , kokt
- 1 paket fast tofu, pressad
- 1 msk rapsolja
- ½ tsk salt
- 1 stor lök, halverad och tunt skivad
- 1-2 msk röd currypasta
- ½ tsk currypulver
- 4 koppar broccolibuktor
- 1 kopp lätt kokosmjölk
- 3/4 dl grönsaksbuljong med reducerad natriumhalt
- 1 kopp frysta gröna ärtor
- 1 stor tomat, skuren i 3/4" bitar
- 2 msk limejuice

a) Värm oljan i en stor nonstick-panna på medelhög värme. Tillsätt tofun och koka, vänd en gång, i 6 till 8 minuter, eller tills den är gyllenbrun. Strö över ¼ tesked av saltet.

b) Tillsätt löken i stekpannan. Rör ner 1 matsked av currypastan, currypulvret och den återstående ¼ tsk salt. Tillsätt broccolin, kokosmjölken, buljongen och ärtorna. Koka upp.

c) Rör ner tomat, limejuice och den reserverade tofun. Sjud, rör om då och då, i 2 till 3 minuter, eller tills tofun är varm. Servera över riset. Strö över macadamianötterna.

91. Lins- och blomkålscurry

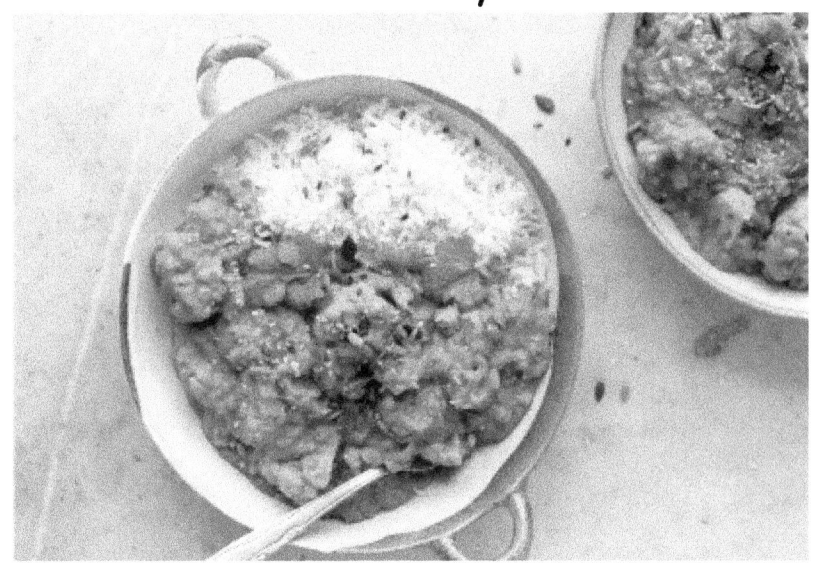

INGREDIENSER

- 3 tsk rapsolja
- 4 dl blomkålsbuketter
- ½ kopp hackad lök
- ½ kopp hackad morot
- 1 kopp torkade bruna linser
- 2 tsk finhackad vitlök
- 1 tsk currypulver
- 1½ dl grönsaksbuljong med reducerad natriumhalt
- ¼ tesked salt
- ½ kopp fettfri vanlig yoghurt
- Färska korianderblad

a) Värm en stor, djup stekpanna över medelhög värme. Tillsätt 2 teskedar av oljan. Värm i 1 minut. Tillsätt blomkålen.

b) Återställ stekpannan till medelvärme. Tillsätt resterande 1 tsk olja och löken och moroten. Koka, rör om, i 3 minuter, eller tills grönsakerna börjar mjukna. Rör ner linser, vitlök och curry. Koka under omrörning i 3 minuter för att belägga linserna med kryddorna. Tillsätt buljongen. Koka upp nästan. Täck pannan delvis och sänk värmen. Sjud i cirka 20 minuter, eller tills linserna är nästan mjuka.

c) Tillsätt blomkålen i stekpannan.

92. Vegetarisk Picadillo med cashewnötter

INGREDIENSER

- 1 msk olivolja
- 1 stor lök, hackad
- 3 vitlöksklyftor, hackade
- 8 uns köttfri hamburgare smulas sönder
- 1½ tsk mald spiskummin
- ¼-½ tesked rödpepparflingor
- ½ tsk salt
- 1½ pund plommontomater
- 3/4 kopp konserverade svarta bönor
- 2 msk russin
- 2 msk hackade svarta oliver

a) Rosta cashewnötterna i en stor, djup stekpanna på medelvärme, rör om ofta, i cirka 3 minuter .

b) Värm oljan i samma stekpanna på medelhög värme. Tillsätt lök och vitlök och koka, rör om ofta, i cirka 4 minuter, eller tills de är mjuka. Rör ner smulor, spiskummin, rödpepparflingor och salt. Koka och rör om i 30 sekunder.

c) Tillsätt tomaterna och rör om väl, skrapa av botten av stekpannan.

d) Sänk värmen till låg. Rör ner bönorna och russinen. Täck över och koka i 5 minuter, eller tills de är genomvärmda och tomaterna är genomkokta. Tillsätt oliverna och de rostade cashewnötterna.

93. Soba nudlar med jordnötssås

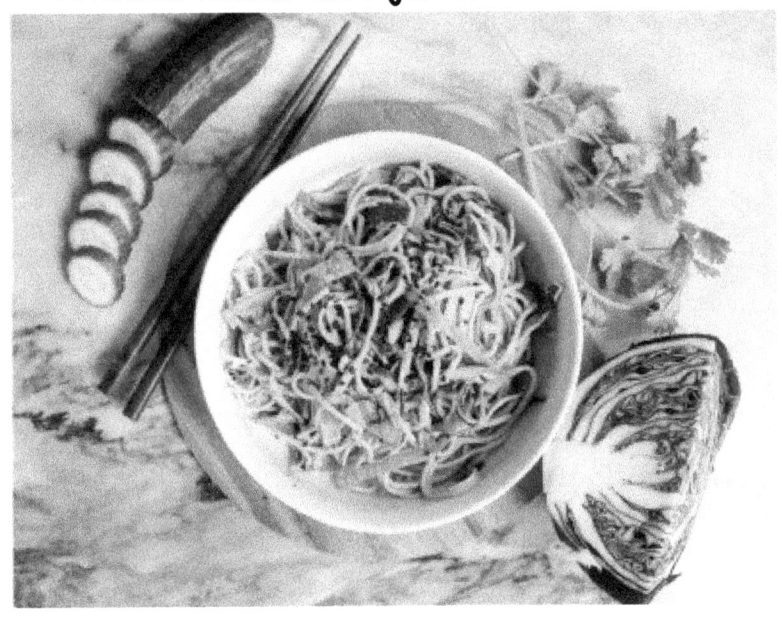

INGREDIENSER

- ¼ kopp vatten
- 1 matsked honung
- 3 matskedar risvinäger
- 2 matskedar sojasås med reducerad natrium
- 1 tsk riven färsk ingefära
- 1 msk sesamolja
- 1/8 tsk krossade rödpepparflingor
- 8 uns soba eller fullkornsnudlar
- 3 morötter, skurna i små tändstickor
- 2 salladslökar, hackade

a) Kombinera jordnötssmör, vatten, honung, vinäger, sojasås, ingefära, olja och pepparflingor i en liten kastrull på medelhög värme. Koka upp och koka under konstant omrörning i 1 minut. Avsätta.

b) Koka upp en kastrull med vatten. Tillsätt nudlarna och koka upp igen. Koka nudlarna i 4 minuter och rör sedan ner morötterna. Koka i 2 minuter längre, eller tills morötterna är knapriga. Häll av nudlarna och morötterna och överför till en stor skål.

c) Kasta nudlar och morötter med salladslöken och jordnötssåsen. Servera omedelbart.

94. Fusilli med svamp och mangold

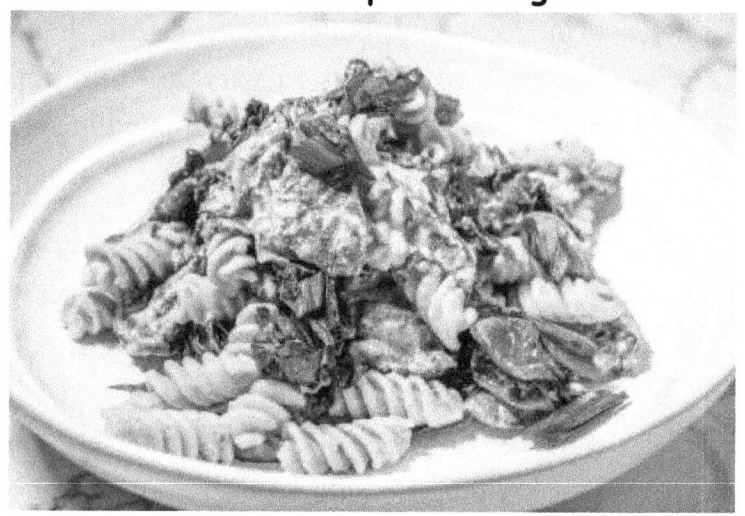

INGREDIENSER

- 8 uns fusilli pasta, kokt
- 12 uns köttfri hamburgare smulas sönder
- 4 stora schalottenlök
- 1 stort gäng grön mangold, putsad
- 10 uns shiitake eller bruna svampar
- ¼ tesked salt
- ¼ tesked mald svartpeppar
- 2 msk hackad färsk persilja
- 1/3 kopp riven parmesanost

a) Under tiden, i en stor stekpanna, värm 3 matskedar av oljan på medelhög värme och koka hamburgerbitarna tills de är tinade och genomvärmda. Lägg över på en tallrik och håll varmt. Tillsätt de återstående 3 matskedar olja i pannan. Tillsätt schalottenlöken. Lägg i mangoldstjälkarna. Koka i cirka 4 minuter, rör om ofta, tills den mjuknat. Tillsätt svampen, salt och peppar. Koka i 2 till 3 minuter.

b) Rör ner persilja och mangoldblad och koka 1 minut längre .

c) Häll av pastan, spara 1/3 kopp av kokvattnet. Häll tillbaka pastan och det reserverade vattnet i grytan. Tillsätt mangoldblandningen, hamburgersmulorna och osten. Rör om väl och servera genast.

95. **Fyllda paprika i mexikansk stil**

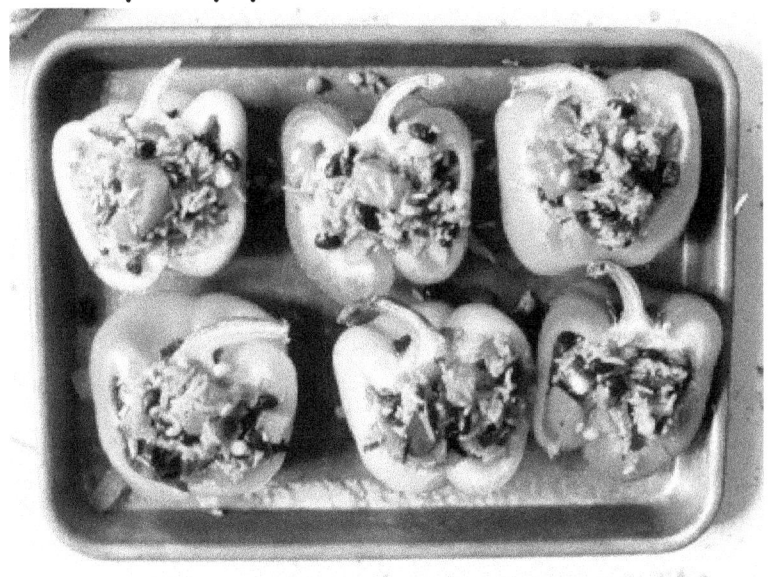

INGREDIENSER

- 1 jalapeño chilipeppar
- 2 stora vitlöksklyftor
- 1 burk stuvade tomater
- ¼ kopp grönsaksbuljong eller vatten
- 2 msk chilipulver
- 2 koppar kokt brunt ris
- 3/4 kopp frysta majskärnor
- 2 plommontomater, hackade
- ½ lök, hackad
- 2 äggvitor
- ¼ tesked salt
- 4 stora poblano paprika
- 3/4 kopp strimlad Monterey Jack ost

a) Blanda jalapeñopeppar, vitlök, stuvade tomater med juice, buljong eller vatten och 1 msk plus 2 tsk chilipulver i skålen på en matberedare

b) Blanda ris, majs, plommontomater, lök, äggvita, salt, rostade nötter och återstående 1 tsk chilipulver i en medelstor skål. Halvera poblano- eller Cubanelle-peppar på längden och ta bort stjälkar och frön. Häll cirka ½ kopp av fyllningen i varje paprika

c) Täck formen med folie och grädda i 40 till 45 minuter, eller tills paprikorna är mjuka.

96. Gnocchi gryta

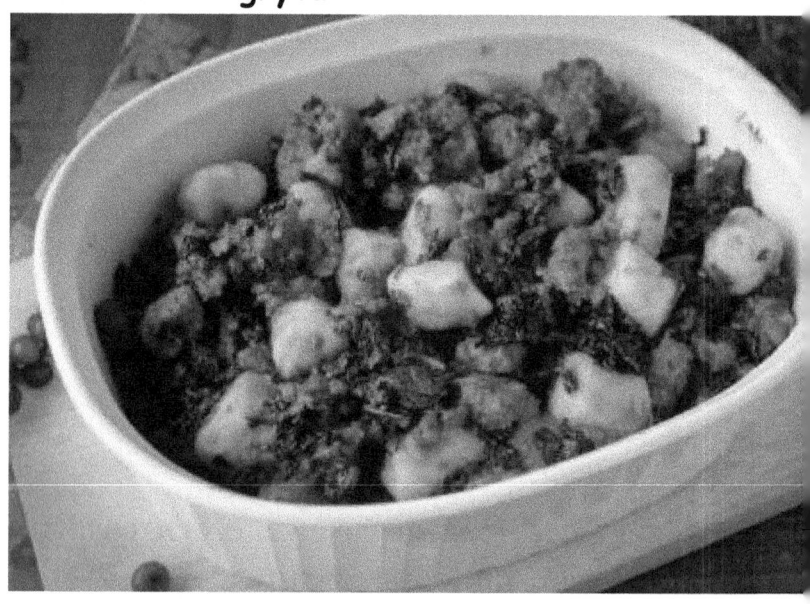

INGREDIENSER

- 3/4 kopp delvis skummad ricottaost
- ¼ kopp färsk basilika, tunt skivad
- ½ kopp riven mozzarella med reducerad fetthalt
- 2 msk riven parmesanost
- 1 ägg, lätt uppvispat
- 3 koppar beredd marinarasås
- 1 paket (16 uns) potatisgnocchi
- 2 dl spenatblad, tunt skivade

a) Kombinera ricotta, basilika, mandel, ¼ kopp mozzarella, parmesan och ägg i en liten skål. Rör om tills det blandas. Avsätta.

b) Bred ut ett tunt lager av marinarasåsen i ugnsformen. Lägg hälften av gnocchin och spenaten ovanpå såsen. Använd hälften av ricottablandningen och lägg små klickar ovanpå spenaten. Täck med ytterligare ett tunt lager sås. Upprepa processen och avsluta med sås. Strö på resterande ¼ kopp mozzarella.

c) Grädda i 40 minuter, eller tills toppen är bubblig och osten är lätt brynt. Låt stå i 15 minuter innan servering.

ÄTA

97. Filet mignon med senap

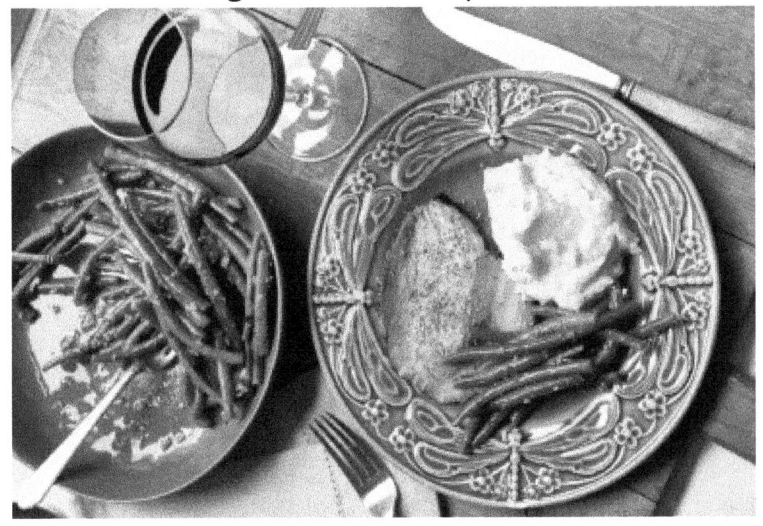

INGREDIENSER

- 1½ pund liten röd potatis, halverad
- ½ tsk salt
- 4 benfria biffar av oxfilé
- 3/4 tesked malen svartpeppar
- 1 msk + 1 tsk kornig senap
- 3 msk reducerad gräddfil
- 1 liten plommontomat, finhackad
- 2 msk klippt färsk gräslök
- 1 matsked beredd pepparrot
- 1 liten schalottenlök, finhackad

a) Placera potatis, olja och ¼ tesked salt i en 9 tum x 9 tums ugnsform och rör om för att täcka. Grädda i 30 minuter .

b) Strö över biffarna på båda sidor med peppar och resterande ¼ tsk salt. Placera på den förberedda broilerpannan. Stek 2 tum till 4 tum från värmen i 4 till 5 minuter, tills de fått färg.

c) Vänd och fördela topparna med 1 msk senap. Koka 3 till 4 minuter .

d) Medan biffarna vilar gör du såsen genom att blanda gräddfil, tomat, gräslök eller salladslök, pepparrot, schalottenlök och resterande tesked senap i en liten skål tills de är väl blandade.

98. Grekisk auberginegryta

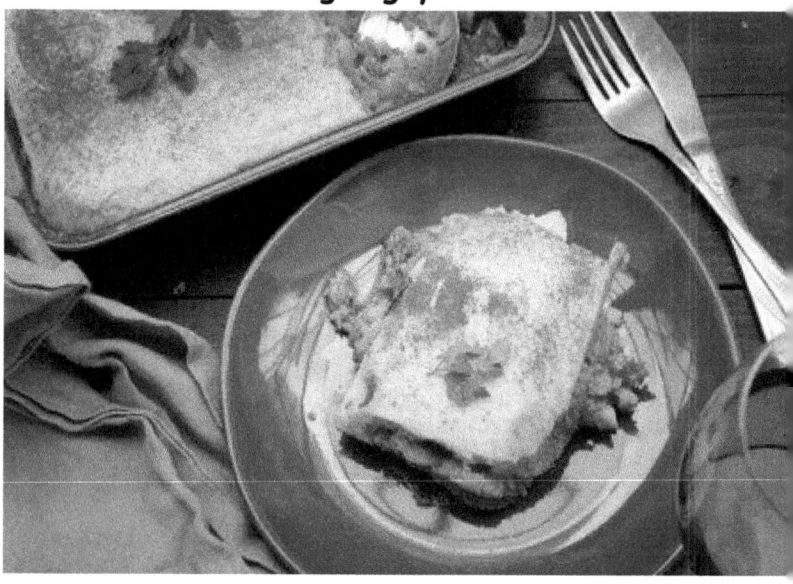

INGREDIENSER

- 1 lök, hackad
- 2 vitlöksklyftor, hackade
- 3/4 pund 97 % magert nötfärs
- 1 burk tärnade tomater utan salttillsats
- ¼ kopp tomatpuré
- ½ tsk mald kanel
- ¼ tesked mald kryddpeppar
- 2 auberginer, skalade och skurna på längden
- 2 koppar 1% mjölk
- 3 matskedar majsstärkelse
- ½ kopp riven romanost

a) Värm en stor stekpanna belagd med matlagningsspray över medelhög värme. Koka löken och vitlöken i 3 minuter, eller tills löken börjar mjukna. Tillsätt nötköttet och koka i 5 till 7 minuter. Rör ner tomater, tomatpuré, kanel och kryddpeppar. Koka upp.

b) Lägg hälften av auberginen på den förberedda bakplåten och pensla med 3 matskedar av oljan. Halstra

c) Vispa ihop mjölk och maizena i en liten kastrull. Låt koka upp och rör ner osten.

d) Varva hälften av auberginen i ugnsformen, sedan hälften av köttsåsen. Upprepa. Fördela ostsåsen ovanpå. Stek i 3 minuter.

99. Femkryddor pekannötsfläsk

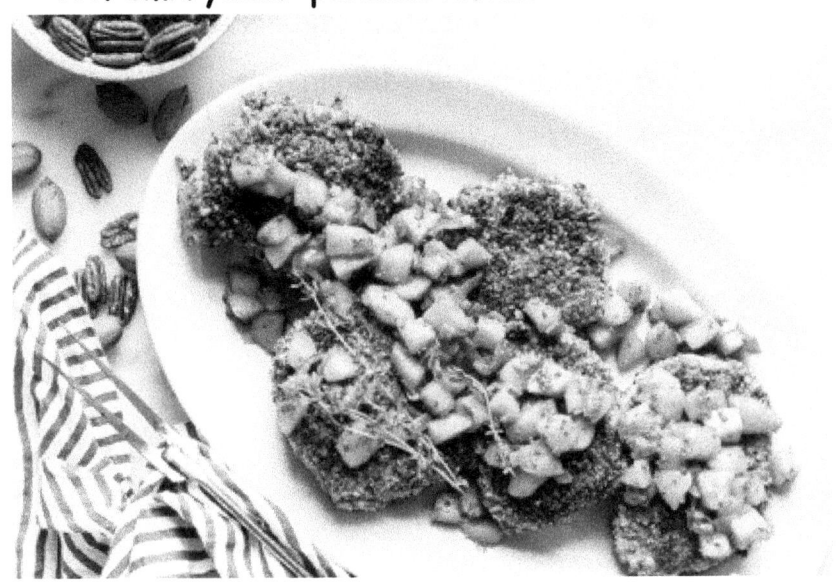

INGREDIENSER

- 1 pund fläskfilé , skuren i två
- 2 tsk femkryddspulver
- ¼ tesked salt
- 2 tsk transfritt margarin
- 3 stora Granny Smith-äpplen
- ½ kopp torkade tranbär

a) Gnid in kryddpulvret och ¼ tsk salt över alla sidor av varje bit filé.

b) Smält 1 tesked av margarinet i en liten nonstick-panna på medelhög värme. Tillsätt köttet och koka, vänd efter behov, i cirka 4 minuter, eller tills det fått färg på alla sidor. Täck över och fortsätt koka, vänd då och då, i cirka 12 minuter

c) Under tiden, kombinera äpplena, tranbär, återstående tesked margarin, pekannötter, vatten och den återstående nypa salt i en tjock stekpanna på medelhög värme.

d) Koka, skaka pannan då och då, tills vätskan nästan har avdunstat och äpplena mjuknat. Servera med fläskmedaljongerna.

100. **Grillade fläskkotletter med apelsin**

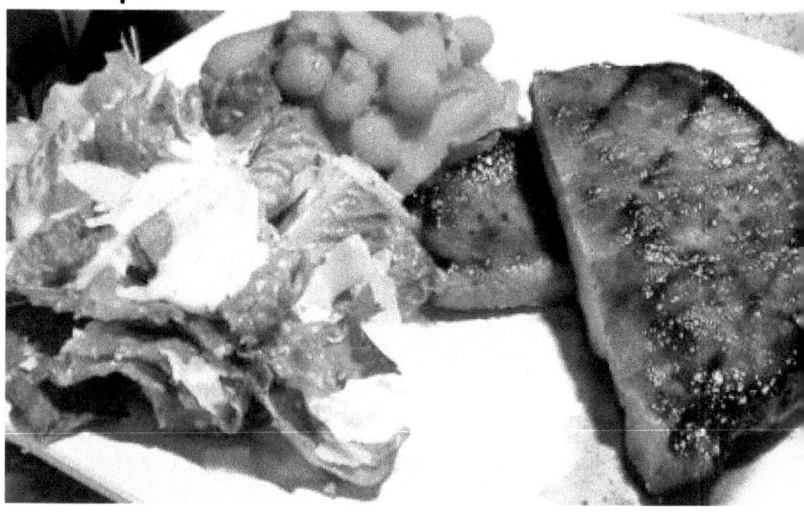

INGREDIENSER

- 2 apelsiner
- ½ liten rödlök, tunt skivad
- ½ tesked knäckt svartpeppar
- ½ tsk rökt paprika
- ½ tsk salt
- 4 benfria fläskkotletter

a) Belägg ett grillställ eller ett galler i en broilerpanna med matlagningsspray. Förvärm grillen eller broilern.

b) Skär skalet och den vita kärnan från apelsinerna. Håll apelsinerna över en medelstor skål för att fånga upp saften, skär mellan hinnorna för att frigöra segmenten och låt dem falla ner i skålen. Krama på membranen för att släppa ut eventuell juice i skålen. Tillsätt oliver, lök och peppar i skålen. Kasta för att kombinera.

c) Blanda paprika och salt i en liten skål. Gnid på båda sidor av kotletterna. Grilla eller stek, vänd en gång, i 6 till 10 minuter, eller tills en termometer i mitten av en kotlett visar 155°F. Servera kotletterna toppad med apelsinblandningen.

SLUTSATS

När vi avslutar vår resa genom "Balansgång:En kokbok med låg proteinhalt", hoppas vi att du har upptäckt att en lågproteindiet inte betyder att säga adjö till kulinarisk njutning. Istället är det en möjlighet att utforska nya smaker, ingredienser och matlagningstekniker som passar dina dietmål samtidigt som du lockar dina smaklökar.

Må recepten på dessa sidor inspirera dig att skapa måltider som inte bara är närande utan också tillfredsställande för dina sinnen. Omfamna balansen mellan hälsa och överseende, och vet att varje rätt du lagar är ett steg mot en friskare, gladare du.

Tack för att vi fick vara en del av ditt kulinariska äventyr. När du fortsätter att navigera i världen av lågproteinmatlagning, må du finna glädje, tillfredsställelse och välbefinnande i varje tugga, och må din resa fyllas med den förtjusande upptäckten av de otaliga smakerna som denna kulinariska väg har att erbjuda.